圖解中醫

——中藥篇

圖解中醫

「中藥篇」

羅大倫
寶金劍
石猴
編繪

香港中和出版有限公司
www.hkopenpage.com

說明：犀牛、羚羊、虎等均為珍稀保護動物，在中藥製劑中與之相關的藥物只能採用替代品。本書中只對所涉及的相關藥物作藥性及功能的介紹。對待動物須遵守各地相關法律。

只為中醫太美

我之所以摯愛中醫文化，只因為它真的很美。

　　幾千年的中華傳統文化浸潤濡養著中醫這棵寶樹奇葩，無論是基礎理論，還是用藥治則，無不閃爍著哲學的思辨之美。作為中醫理論核心的整體觀，不僅將人看作一個整體來考量，還將人置身於浩瀚宇宙，看成是自然界中的一部分，追求人與自然的和諧。這正是道家「天人合一」思想的體現。熱者寒之、寒者熱之、虛者補之等治則，以藥性偏頗來糾正人體偏頗的原則，則展現了儒家智慧的光芒。五行的相生、相剋、相乘、相侮、對立、制約與依存，看似玄而又玄，但又無處不反映著樸素的真理。七情配伍，相使、相須、相惡、相殺，一方之中竟是排兵佈陣般的謹慎嚴密，大氣渾然，每一方不知包蘊了多少哲理。

　　大道至簡，至簡則美。中醫所蘊含的道理是深刻的，但表現形式卻極為簡單，其診斷、用藥都體現了至簡之美。老中醫看病，無須拍 X 光片，不用做 CT、磁共振及各種程序複雜的檢查，藉助醫者的感官和手指的感覺，通過望、聞、問、切就能查明病因，判斷病情。中醫用藥，雖然有很多繁複的藥方，但也有許多簡便有效的單方、偏方和代藥的食方，將藥物對人體的損害降到了最低。中醫將疾病和自然界緊密地結合在一起，很多藥物都是就地取材，隨手可得，一塊生薑、一綹香菜、一頭大蒜、一把食鹽，在中醫師的手中都可能是最有效的治病良藥。中醫已經將「簡」的妙處運用到了極致。

　　一藥一法盡得自然之美。傳統中醫取法自然，以事半功倍、至簡、至效和對人體傷害最小為最終的追求。同樣治病，中醫也許是一帖膏藥、幾次火罐、簡單的針灸就可以治癒，且不傷及人的根本。同樣用藥，中藥多

來源於自然界的動植物，煎煎煮煮，很少化學合成，對人體的不良反應也大大降低。

中醫太美。這樣的瑰寶、國粹，應該推廣之，宣傳之，發揚之，讓更多的人了解中醫，喜歡中醫，應該是每一個中醫人的責任和使命。

看到羅兄贈我的「《圖解中醫》系列叢書」，我的耳目為之一新，彷彿看到了宣傳普及中醫的一片新天地。這套書的作者和策劃者們以普及中醫理念為己任，以弘揚中醫文化為目標，將傳統的中醫內容用最為輕鬆活潑的漫畫形式表現了出來，構思巧妙，匠心獨運。每一幅畫圖、每一段文字，都力求最簡省、最通俗地表達深奧繁複的中醫理論，讓讀者不必再咀嚼拗口的詞句，無須再琢磨難懂的話語，在興味和樂趣中感受中醫的真諦，獲得快樂的閱讀體驗。

我相信這套書能如其「後記」所言，讓您在閱讀之後，「一定會為中醫國粹的精湛神奇而感慨，一定會為古人的聰慧睿智而動容，為燦爛的中華文明而心生一分自豪之情」，從而「生發出對中醫的研究之心、探索之意」，甚至「能由此積極宣傳推廣中醫，讓更多的人來了解它，學習它，發掘它」。

梁冬

用圖解解讀中醫

五千年歲月流轉，積累了中醫的博大內涵。

五千年千錘百鍊，鑄就了中醫的完備體系。

五千年大浪淘沙，沉澱出中醫的精粹風華。

五千年風雨滄桑，古老的中醫曾經擔負著中華民族繁衍昌盛的大任，推動著華夏文明的車輪，轉動不息。

如今，隨著人們對健康的熱切追求，隨著中國文化影響力的不斷增強，古老的中醫，歷久彌新，正煥發出更加迷人的風采和勃勃生機。

然而，正因其古老，會有許多生澀的語言詞彙讓人難以理解；正因其古老，會有許多深刻的思想理論無法被人領悟。怎樣打破形式的束縛，突破理解的障礙，讓中醫為更多國人所接受，讓中醫國粹真正走出國門，走向世界，是中醫文化傳播者的當務之急。

深思熟慮之下，我們選擇了用鮮活生動的圖解來傳達中醫的精湛深邃，化深奧晦澀為淺顯易懂，變生硬解釋為生動演繹。同時，圖解的幽默元素，還會使讀者在感受中醫、學習中醫的餘韻之中，品味生活的歡愉和閱讀的樂趣。

這，就是我們奉獻給您的用圖解完美解讀中醫的圖書——《圖解中醫》系列叢書。

我們希望，這套叢書能為您敲開中醫的大門，能讓您有更大的熱情學習這門古老的文化。我們也希望，這套書能突破國家的界限，超越語言的阻障，跨越古今時空，飛越千山萬水，將古老而深邃的中醫文化撒播到每個人的心田。

編 者

目 錄

帶你了解中藥

中藥的採集與保存

中藥的炮製

中藥的藥性

中藥的應用

藥物分說

中藥之最

帶你了解中藥

中藥的藥源主要來自植物、動物和礦物，其中所佔比例最大、應用最廣泛的是植物類中藥，因此古代的中藥又被稱為「本草」。從先祖們口嚐身受地辨別藥性、體驗藥效開始，幾千年來，中藥學已經形成了一套比較完備的理論體系。

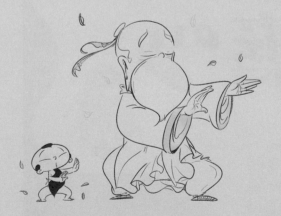

甚麼是中藥

中藥，是在中醫理論指導下應用的藥物，包括中藥材、中藥飲片和中成藥等。

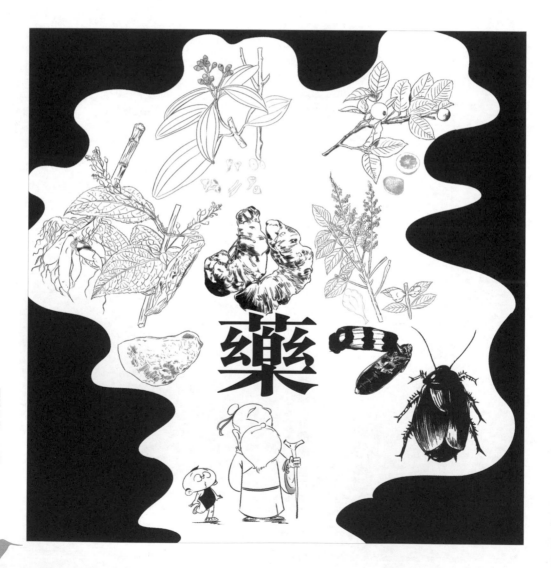

中藥來源

中藥的取材較為廣泛，主要來源於天然藥及其加工品，包括植物藥、動物藥、礦物藥及部分化學製品類藥物、生物製品類藥物。

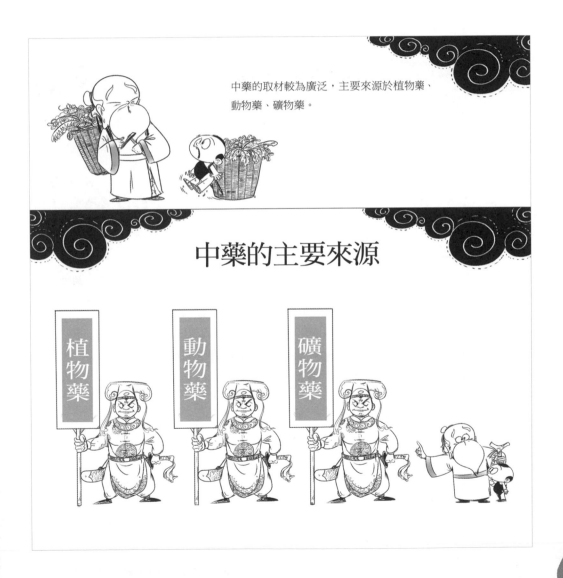

中藥的取材較為廣泛，主要來源於植物藥、動物藥、礦物藥。

中藥的主要來源

植物藥　動物藥　礦物藥

植物藥 · 動物藥

植物藥主要來自野生植物、栽培植物的全株、器官或組織。動物藥來自野生動物、飼養動物，主要包括蟲類的全體，除去內臟的動物乾全體，動物體的一部分，動物的病理、生理產物，動物體的加工製品等。

植物藥		動物藥	
野生人蔘	栽培人蔘	鹿茸	牛黃

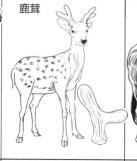
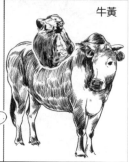

野生人蔘（野山蔘）：
是在自然狀態下野生的人蔘，生長年限由幾十年到上百年不等，產量很少，是人蔘中的珍品。
野山蔘蘆頭長，蘆碗密；蔘體與根莖等長，呈人形，橫體，較短；主根上的橫紋細密清楚，顏色較深；皮細而韌；珍珠疙瘩多且明顯易見。

栽培人蔘（園蔘）：
是人工栽培的人蔘，從種到收需五六年以上時間，產量較大，藥用價值不如野山蔘。
園蔘蘆頭短，蘆碗少；蔘體呈圓柱形，八字分開，順體，較長；主根上的橫紋稀疏，且不連續；皮粗而脆，珍珠疙瘩不明顯。

鹿茸：是雄鹿未長成硬骨的嫩角，帶茸毛，含血液，具有很強的滋補強身作用，是極為貴重的中藥，用作滋補強壯劑。
從來源看，鹿茸分為花鹿茸（黃毛茸）和馬鹿茸（青毛茸）兩種；從採收方式看，分為砍茸和鋸茸；從形態看，分為鞍子、二槓、掛角、三岔、花砍茸、蓮花等多種。

牛黃：別名醜寶，是黃牛或水牛乾燥的膽囊結石。牛黃，有解熱、解毒、定驚的功效。內服可治高熱、神志昏迷、癲狂、小兒驚風；外用可治咽喉腫痛、口瘡癰腫。
天然牛黃珍貴而稀少，價格堪比黃金，現在多代之以人工牛黃。
完整的牛黃多為卵形，質輕，表面呈金黃至黃褐色，細膩而有光澤。

圖解中醫 中藥篇

* 蘆頭：人蔘的根莖，也稱地下莖，即根頂端的細長部分，俗稱「蘆頭」。
* 蘆碗：人蔘根莖上莖痕。人蔘每年秋季地上部分脫落，在根莖上就會留下一個莖痕。蘆碗的數量隨蔘齡的增加而增加，是鑒別蔘齡長短的主要標誌。

礦物藥

礦物是由於地質作用形成的天然單質或化合物。藥用礦物類中藥包括原礦物、礦物的加工品、動物骨骼的化石等。

礦物藥		
朱砂	芒硝	煅磁石
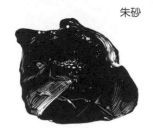		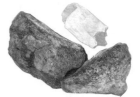
朱砂：主要成分為硫化汞，來源於硫化汞天然礦石。挖取礦石後，選取質地純淨的部分，除去含鐵的雜質，用水淘淨雜石和泥沙，得到朱砂。 朱砂常見的形態為顆粒狀、粉末狀或塊片狀，表面鮮紅色或暗紅色，條痕紅色至褐紅色，有光澤。質重而脆。無臭，無味。 朱砂外用能抑制或殺滅皮膚細菌和寄生蟲，是硫化汞的天然礦石。	芒硝：是硫酸鹽類礦物芒硝經加工精製而成的結晶體。將天然芒硝（土硝）加水溶解，濾去雜質，將濾液加熱濃縮，冷卻析出的結晶，便是芒硝。 芒硝呈棱柱狀、長方形或不規則粒狀。無色透明或類白色半透明。質脆易碎，斷面有玻璃樣光澤，斷口呈貝殼狀。 氣微，味苦、鹹。有溫中、消食、逐水、緩瀉的功效，可治療胃脘痞、水腫、閉經、便秘等證。	煅磁石：將刷淨的磁石砸碎，置放在坩堝內，在無煙的爐火中煅紅透，取出，立即倒入醋盆內淬酥，搗碎，再煅淬一次，取出，曬乾，研成細末。

幾千年來，我國人民在長期與疾病作鬥爭的過程中，逐漸積累了大量的中醫藥學典籍，這些典籍在總結、流傳和推廣前人的中醫藥知識上起到了重要的作用。因為中藥裡草類藥物佔了大多數，所以記載藥物的書籍便被稱為「本草」。據考證，秦漢以來，本草便已廣泛流行，但多數都已亡佚，無從可考。

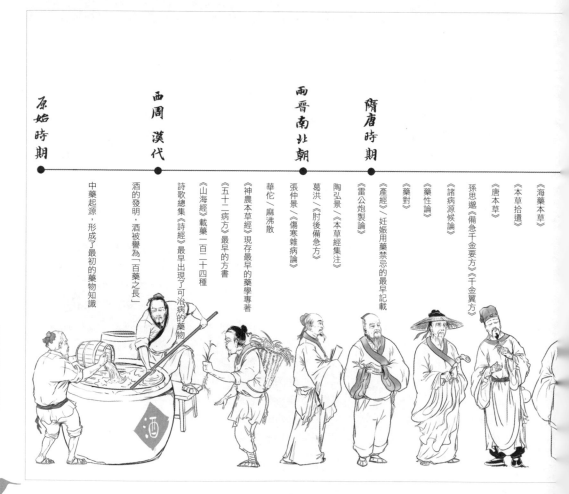

原始時期

中藥起源，形成了最初的藥物知識

西周 漢代

酒的發明，酒被譽為「百藥之長」

詩歌總集《詩經》最早出現了可治病的藥物

《山海經》載藥一百二十四種

《五十二病方》最早的方書

《神農本草經》現存最早的藥學專著

華佗／麻沸散

張仲景／《傷寒雜病論》

兩晉南北朝

葛洪／《肘後備急方》

陶弘景／《本草經集注》

《雷公炮製論》

隋唐時期

《產經》妊娠用藥禁忌的最早記載

《藥對》

《藥性論》

《諸病源候論》

孫思邈《備急千金要方》《千金翼方》

《唐本草》

《本草拾遺》

《海藥本草》

總體來看，本草學的發展軌跡基本遵循著由簡單到複雜、由低級到高級的規律而發生發展，並與社會各個時期的政治、經濟、科學、文化密切相關，是兼具系統性、科學性和實踐性的經驗總結，是值得後人研究、學習、傳承的知識寶庫。

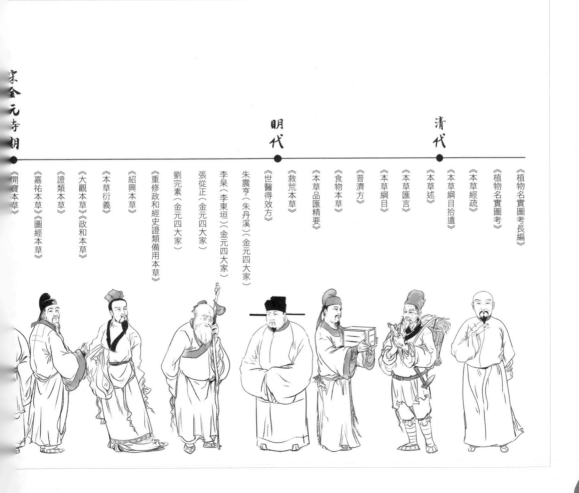

宋金元時期　明代　清代

《開寶本草》
《嘉祐本草》《圖經本草》
《證類本草》
《大觀本草》《政和本草》
《本草衍義》
《紹興本草》
《重修政和經史證類備用本草》
劉完素（金元四大家）
張從正（金元四大家）
李杲（李東垣）（金元四大家）
朱震亨（朱丹溪）（金元四大家）
《世醫得效方》
《救荒本草》
《本草品匯精要》
《食物本草》
《普濟方》
《本草綱目》
《本草匯言》
《本草述》
《本草經疏》
《本草綱目拾遺》
《本草經》
《植物名實圖考》
《植物名實圖考長編》

原始時期

原始社會，我們的祖先主要從事食物採集和狩獵活動，很容易因誤食而中毒。為了避免發生危險，他們學會了辨別和選擇食物，並發現了可以治病的藥物，逐步形成了最初的藥物知識，這便是中藥的起源。

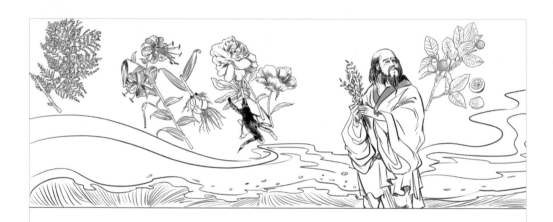

傳說，遠古時候，人們生食野果、野菜，甚至動物，經常發生患病甚至中毒的慘劇。人類祖先神農氏為救治百姓，跋山涉水，嚐遍百草，雖然他歷經了無數險阻，甚至「一日遇七十二毒」，但終於區別了可以吃的食物和可以治病的藥物。後來，他被人們奉為「藥神」。

夏商時期

夏代藥物發展的標誌是酒的出現。人們由野果、穀物的自然發酵得到啟示，逐步發明並掌握了釀酒技術。酒的出現將醫藥向前推進了一大步。商代對醫藥的發展以伊尹作湯液為標誌。

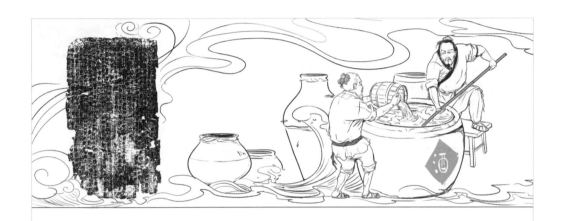

酒不僅是美味的飲料，更有溫通血脈、行藥勢和溶媒等多方面作用，還可以製藥酒。所以，世人將酒譽為「百藥之長」。
湯液的出現，不僅服用方便，提高了療效，且降低了藥物的毒副作用，同時也促進了復方藥劑的發展。

西周時期

西周時期,醫藥制度逐步健全起來,藥物應用也逐漸複雜起來。正式有文字可考的藥學記載也出現在西周,如《尚書·説命篇》、《周禮·天官冢宰下》。《詩經》《山海經》雖不是藥物專著,但其中也介紹了許多藥物。

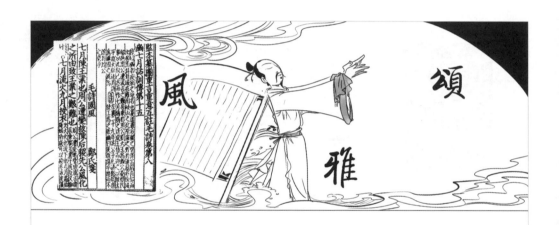

名　　稱:《詩經》

地　　位:我國第一部詩歌總集,我國最早記載治病藥物的書籍。

成書時間:西周

作　　者:《詩經》的作者成分複雜,除了周王朝的樂官、公卿、列士,還有許多是民間的民眾。

書中收載 100 餘種藥用的動、植物名稱。例如,芍藥、枸杞、蒼耳、鯉魚、荇菜,並且記載了某些品種的採集、形狀、產地及服用的季節等內容。

采采卷耳,不盈頃筐。嗟我懷人,寘彼周行。

——《詩經·卷耳》

其中的「卷耳」就是蒼耳。

秦漢時期

醫藥書籍不僅總結了前人經驗,更便於醫學知識的推廣流傳。據考證,秦漢之際,本草類書籍已較多,可惜大部分都已亡佚。現存的最早本草著作為《神農本草經》。

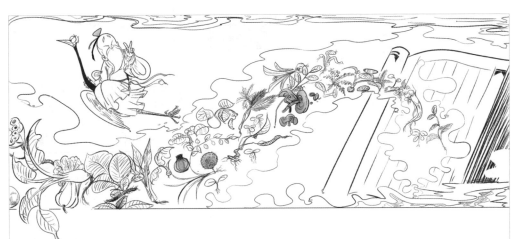

名　　　稱:《神農本草經》

地　　　位:中國現存最早的藥物學專著,首創了功能分類方法。

成書時間:說法不一,或謂成於秦漢時期,或謂成於戰國時期。

作　　　者:該書不是出於一時一人之手,是秦漢時期眾多醫家對中草藥的第一次系統總結。人們借用神農遍嚐百草的傳說,將此書冠以神農之名,因此命名為《神農本草經》。

《神農本草經》簡稱《本草經》或《本經》,全書共 3 卷,載藥 365 種(植物藥 252 種,動物藥 67 種,礦物藥 46 種),分上、中、下三品。上品 120 種為君,無毒,主養命;中品 120 種為臣,無毒或有毒,主養性;下品 125 種為佐使,多有毒,不可久服。

書中簡要記述了用藥的基本理論,如有毒無毒、四氣五味、配伍法度、服藥方法及丸、散、膏、酒等劑型。

書中每味藥下依次介紹正名、性味、主治功能及生長環境等,部分藥物還附有產地。

《神農本草經》文字簡練古樸,為中藥理論之精髓。

兩晉南北朝時期

南北朝時期，梁代陶弘景對《神農本草經》進行了整理和補充，撰寫成著名的《本草經集注》，對魏晉以來 300 多年間中藥學的發展做了比較全面的總結。南朝劉宋時代雷敩著成我國第一步藥物炮製專著《雷公炮炙論》。

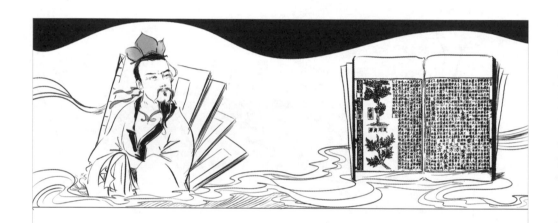

名　　稱：《本草經集注》
地　　位：首創了按藥物的自然屬性和治療屬性分類的新方法。
成書時間：南北朝
作　　者：陶弘景
《本草經集注》，載藥數目 730 種。增列了「諸病通用藥」「解百毒及金石等毒例」「服藥食忌例」。
本書共 7 卷，載藥 730 種，分玉石、草木、蟲獸、果、菜、米食、有名未用等 7 類。這是藥物分類的一個進步，但每類之中仍分三品。
每藥之下不但對原有的性味、功能與主治有所補充，並增加了產地、採集時間和加工方法等，大大豐富了《神農本草經》的內容。
本書影響廣泛，唐代的《新修本草》就是在此書基礎上補充修訂而成的。

隋唐時期

唐顯慶四年（公元 659 年），官方頒佈了《新修本草》（又稱《唐本草》），這是世界上公開頒佈的最早的藥典。唐開元年間的《本草拾遺》和五代時期的《蜀本草》也是比較著名且對後世影響較大的本草著作。

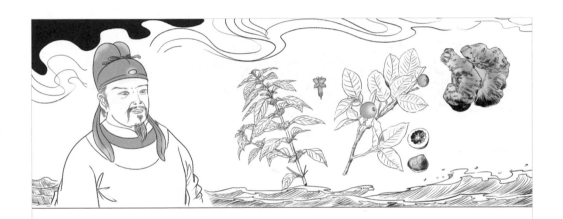

名　　稱：《新修本草》
地　　位：是中國甚至世界最早的一部由政府修訂、頒行的藥典。
成書時間：公元 657－659 年
作　　者：官修中藥著作，唐代蘇敬等撰。
本書本草 20 卷，目錄 1 卷，藥圖 25 卷，圖經 7 卷，共計 53 卷。
書中記載藥物 844 種，其中不乏外來藥品，如安息香、龍腦香、胡椒、訶黎勒等。
本書圖文對照，便於學習。這種編寫方法，開創了藥學著作的先例。
本書被唐朝政府規定為學醫者的必讀書，在海外（如日本）也流傳較廣。
本書對我國藥學的發展有推動作用。

宋金元時期

宋代，科技發展、臨床醫學的進步使藥學得到了蓬勃的發展，湧現了一批著名的本草作品，如《開寶本草》《嘉祐本草》《圖經本草》《證類本草》等。元代，忽思慧的飲食療法專著《飲膳正要》在現代仍有較高的參考價值。同時，對藥性理論的研究也有了長足的發展。

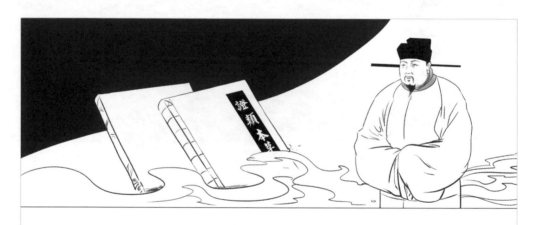

名　　　稱：《經史證類備急本草》（簡稱《證類本草》）

地　　　位：本草學研究的範本之一

成書時間：1082 年

作　　　者：唐慎微

唐慎微遍覽群書，在《嘉祐本草》《圖經本草》的基礎上編撰成《證類本草》。

全書 33 卷，載藥 1558 種，較《嘉祐本草》《圖經本草》前增加了 476 種，附方 3000 餘首。

方例是藥物功能的直接例證，每味藥物附有圖譜。這種方藥兼收，圖文並茂的編寫體例，較前代本草著作又有所進步，且保存了民間的豐富經驗。

本書在集合千人著作大成方面貢獻突出，為後世保存了大量古代方藥的寶貴文獻。

本書使我國大型骨幹本草編寫格局臻於完備，為後來《本草綱目》的誕生奠定了基礎。

明代

明代，醫藥知識不斷豐富，宋代的《證類本草》已經不符合時代的要求了。醫藥學家李時珍窮盡畢生精力，親身實踐，廣收博採，實地考察，對本草學進行了全面的整理總結，耗費 27 年心血，編撰成舉世聞名的中藥學著作《本草綱目》。

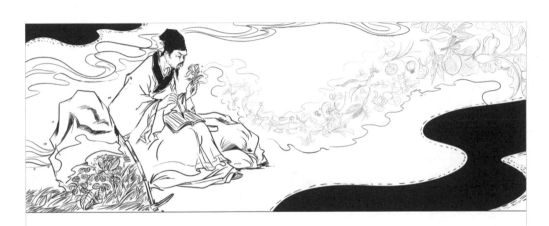

名　　稱：《本草綱目》

地　　位：集中國 16 世紀以前藥學成就之大成。

成書時間：初稿 1578 年，定稿 1592 年，出版 1596 年。

作　　者：李時珍

《本草綱目》共 52 卷，載有藥物 1892 種，其中載有新藥 374 種，收集醫方 11096 個、1160 幅精美的插圖，約 190 萬字，分為 16 部、60 類。

每種藥物分列釋名、集解、正誤、修治、氣味、主治、發明、附方等項。

全書收錄植物藥有 881 種，附錄 61 種，共 942 種，再加上具名未用植物 153 種，共計 1095 種，佔全部藥物總數的 58%。

李時珍把植物分為草部、穀部、菜部、果部、本部 5 部，又把草部分為山草、芳草、隰草、毒草、蔓草、水草、石草、苔草、雜草等 9 類。

《本草綱目》不僅總結了我國 16 世紀以前的藥物學知識，而且還廣泛介紹了植物學、動物學、礦物學、冶金學等多學科知識，其影響遠遠超出了本草學範圍，是我國大型骨幹本草的範本。

清代

清代道光年間，吳其濬編撰成《植物名實圖考》。此書實現了由單純實用性向植物學著作的過渡，很接近現代的植物志，為後人進一步研究中國植物提供了寶貴資料，對中藥的研究起了很大推進作用。

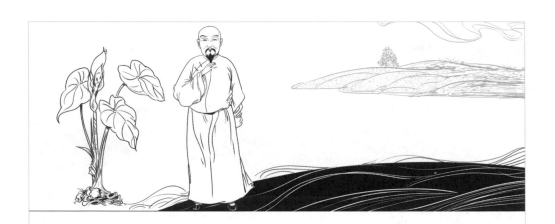

名　　稱：《植物名實圖考》

地　　位：我國 19 世紀重要植物學著作，也是我國第一部地區性植物志。

成書時間：清 1848 年

作　　者：吳其濬

全書 7 萬餘字，38 卷，記載植物 1714 種，分穀、蔬、山草、隰草，石草（包括苔蘚）、水草（包括藻類）、蔓草、芳草、毒草、群芳（包括寄生在一些木類上的擔子菌）等 12 類。每類列若干種，每種重點敘述名稱、形、色、味、品種、生活習性和用途等，並附圖 1800 餘幅。

所載植物，多根據作者親自觀察和訪問所得，並繪有精圖，擇要記載形態、顏色、性味、用途及藥用價值，凡前代本草中有過記載的植物，均予收錄。

該書比《本草綱目》晚 270 多年，收錄的植物增加 519 種。

《植物名實圖考》對醫藥、農林以及園藝等方面也提供了可貴的史料，是中國古代一部科學價值比較高的植物學專著或藥用植物志。

中藥的採集與保存

地域環境、氣候和季節變化與藥物質量和療效的關係極為密切。動、植物在其生長發育的不同時期，其藥用部分所含有效及有害成分也各不相同，進而影響到藥物的療效和毒副作用也有較大差異，所以中藥的採集對時節和方法都有比較嚴格的要求。

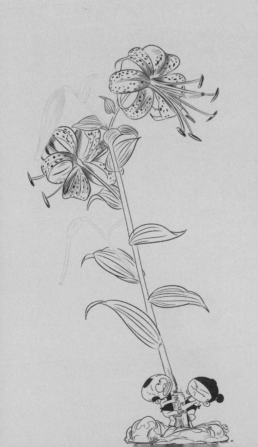

中藥的採集

植物類藥採集原則

全草、莖枝及葉類藥物多在夏秋季節採集，採摘的部分根據植株的具體情況而定；根和根莖類藥物多在秋季採集；花類藥物多在花蕾初綻或未綻時採摘，遵循分次、及時採摘的原則。

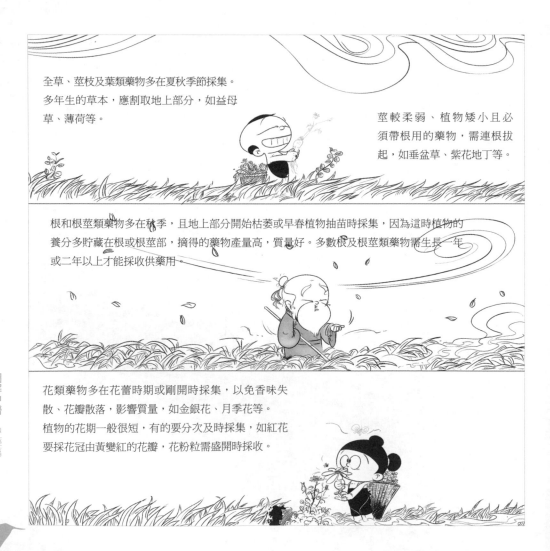

全草、莖枝及葉類藥物多在夏秋季節採集。
多年生的草本，應割取地上部分，如益母草、薄荷等。

莖較柔弱、植物矮小且必須帶根用的藥物，需連根拔起，如垂盆草、紫花地丁等。

根和根莖類藥物多在秋季，且地上部分開始枯萎或早春植物抽苗時採集，因為這時植物的養分多貯藏在根或根莖部，摘得的藥物產量高，質量好。多數根及根莖類藥物需生長一年或二年以上才能採收供藥用。

花類藥物多在花蕾時期或剛開時採集，以免香味失散、花瓣散落，影響質量，如金銀花、月季花等。
植物的花期一般很短，有的要分次及時採集，如紅花要採花冠由黃變紅的花瓣，花粉粒需盛開時採收。

果實類藥物，多應在果實成熟時採集；種子類藥物，多應在種子完全成熟後
採集；既用全草也用種子的藥物，可在種子成熟時，割取全草，將種子打下
後分別曬乾貯藏；樹皮和根皮類藥物，多應在春夏間剝取。

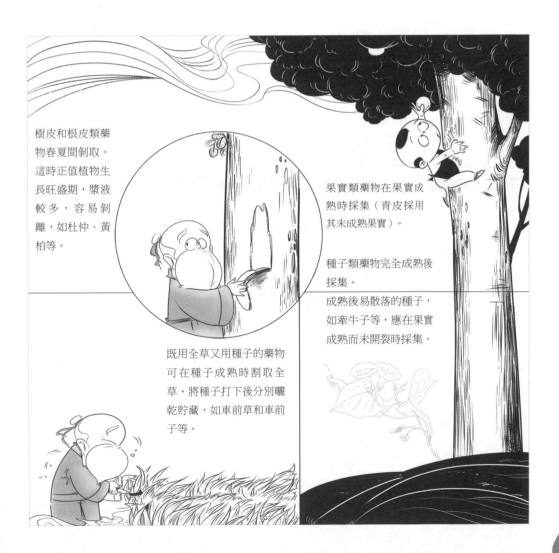

樹皮和根皮類藥
物春夏間剝取。
這時正值植物生
長旺盛期，漿液
較多，容易剝
離，如杜仲、黃
柏等。

果實類藥物在果實成
熟時採集（青皮採用
其未成熟果實）。

種子類藥物完全成熟後
採集。

成熟後易散落的種子，
如牽牛子等，應在果實
成熟而未開裂時採集。

既用全草又用種子的藥物
可在種子成熟時割取全
草，將種子打下後分別曬
乾貯藏，如車前草和車前
子等。

動物類藥採集原則

潛藏在地下的小動物，宜在夏秋季捕捉，如蚯蚓、蟋蟀等；大型動物，雖四季皆可捕捉，但一般宜在秋冬季獵取，不過鹿茸必須在雄鹿幼角末角化時採取。

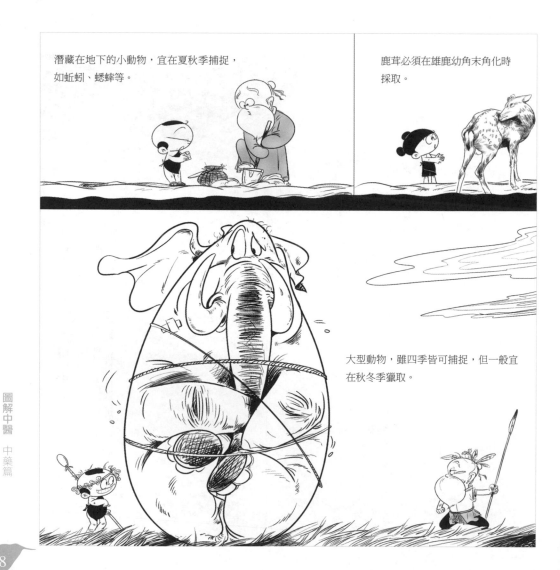

潛藏在地下的小動物，宜在夏秋季捕捉，如蚯蚓、蟋蟀等。

鹿茸必須在雄鹿幼角末角化時採取。

大型動物，雖四季皆可捕捉，但一般宜在秋冬季獵取。

中藥的保存

影響中藥質量的自然因素

影響中藥質量的自然因素，主要是陽光、空氣、溫度和濕度。大多數藥材生蟲、發霉、腐爛，都與溫度和濕度有著極為密切的關係。

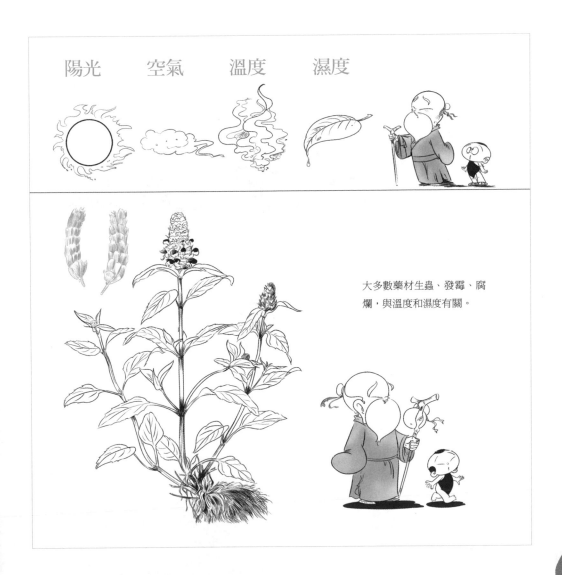

陽光　　空氣　　溫度　　濕度

大多數藥材生蟲、發霉、腐爛，與溫度和濕度有關。

果實、種子、芳香性藥物的保存

植物類中藥的保存要注意密封、防蟲、防蛀、防潮、避光、清潔保存。藥用部位不同，保存藥物的重點也不相同。

植物的果實或種子，如五味子、女貞子、萊菔子、葶藶子、白芥子等應放在密封的甕內。
種子類藥物要防蟲鼠。

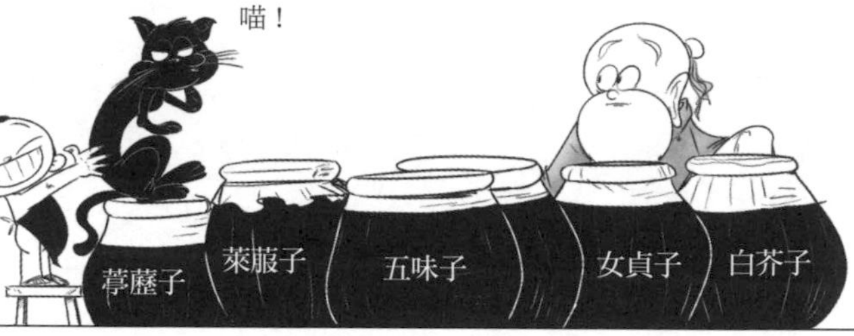

喵！

葶藶子　萊菔子　五味子　女貞子　白芥子

植物的莖葉或根部沒有芳香的，如益母草、木賊草、夏枯草、大青葉、板藍根、首烏藤等可放在乾燥陰涼處或貯於木箱內。

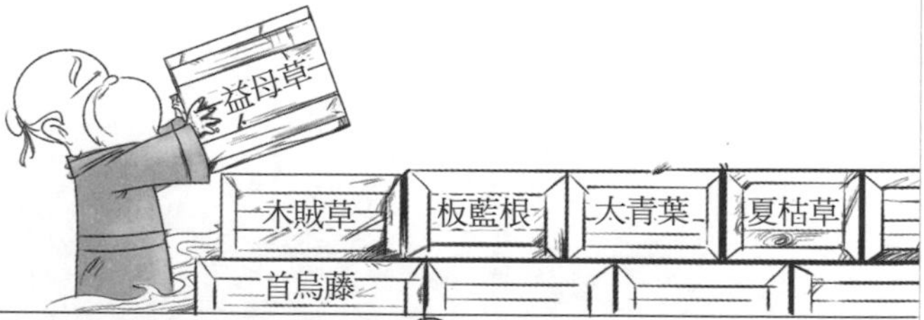

益母草

木賊草　板藍根　大青葉　夏枯草

首烏藤

芳香性藥物及花類，如菊花、金銀花、月季花等，應放在石灰甕內，以防受潮霉爛變質。

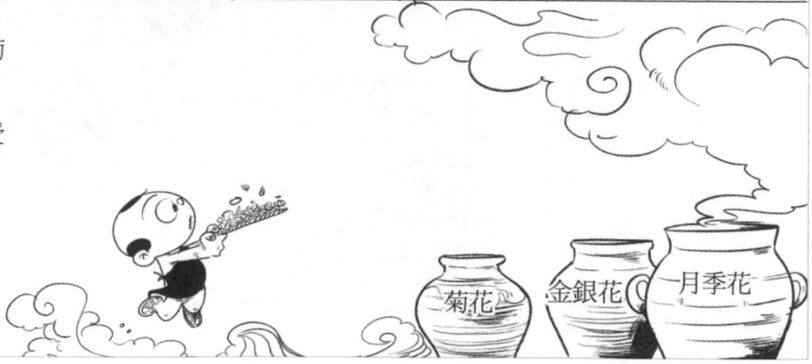

菊花　金銀花　月季花

中藥的保存

動物、礦物、劇毒藥物的保存

動物類、礦物、劇毒藥物的保存也要注意密封、防蟲、防蛀、防潮、避光和清潔。

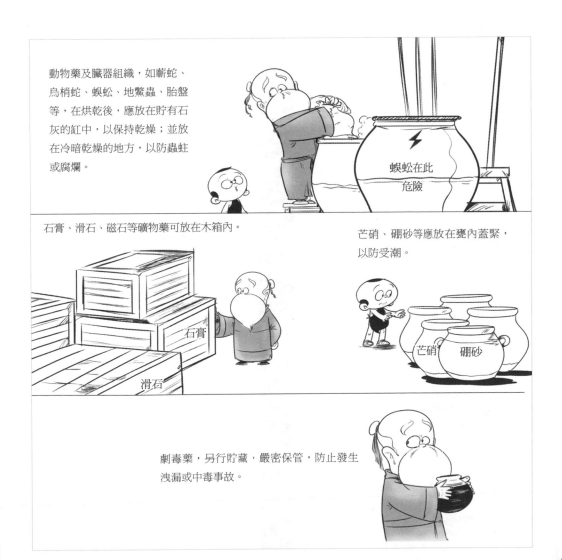

動物藥及臟器組織，如蘄蛇、烏梢蛇、蜈蚣、地鱉蟲、胎盤等，在烘乾後，應放在貯有石灰的缸中，以保持乾燥；並放在冷暗乾燥的地方，以防蟲蛀或腐爛。

蜈蚣在此
危險

石膏、滑石、磁石等礦物藥可放在木箱內。

石膏

滑石

芒硝、硼砂等應放在甕內蓋緊，以防受潮。

芒硝　硼砂

劇毒藥，另行貯藏，嚴密保管，防止發生洩漏或中毒事故。

中藥的採集與保存

41

中藥變質

影響中藥質量，使之發生變質、變異的因素比較多，可以概括為以下 10 種，即蟲蝕、發霉、泛油、變色、氣味散失、風化、潮解、黏結、昇華揮發、腐爛。

	蟲蝕：輕則蛀點，重則空洞，呈粉末。		風化：結晶體或顆粒片狀體被風化成粉末狀物，氣味亦隨之消失。
	發霉：輕則體表有少量霉衣，重度點即飛揚，藥體即開始腐敗。		潮解：結晶體或顆粒片狀體，溶解成水液或半固體半液體。
	泛油（渴油、走油）：初時藥體萎枯，失去本來光澤，重則腐爛。		黏結：藥與藥相互粘連成一個整體。
	變色：顏色變淡或轉現其他色澤。		昇華揮發：部分減少或全乾涸。
	氣味散失：藥物本身的氣味減弱或全部失掉。		腐爛：致成殘渣或糊狀物。

中藥的炮製

炮製，古代稱「炮炙」「修事」「修治」，是指藥物在應用或製成各種劑型前，根據醫療、調製、製劑的需要而進行必要的加工處理的過程。炮製是我國的一項傳統製藥技術。炮製是否得當，對保障藥效、用藥安全、便於製劑和調劑意義重大。中藥炮製的應用和發展歷史悠久，《內經》《神農本草經》等歷代中醫藥文獻都有關於炮製的散在記載，而《雷公炮炙論》《炮炙大法》《修事指南》等則是著名的中藥炮製專著。

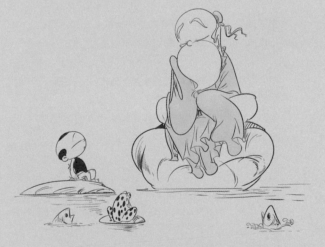

甚麼是中藥的炮製

為了充分發揮藥效，達到理想的治療效果，在應用藥物或將其製成各種劑型前，通常會根據醫療、調製、製劑的需要，對其進行必要的加工處理，這個過程就是炮製。

炮

本義是用爛泥塗裹食物放到火中煨烤，這裡指利用火而發生的作用。

炙

本義是把肉放到火上烤。

炮製，就是通過水和火的作用來實現藥物色澤、性味、形體和功能等方面的變化，進而達到藥物間的相互調節、制約、佐使，最終達到提高其療效的目的。

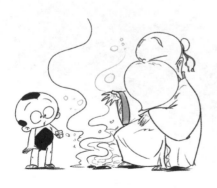

炮製的方法、用料、操作技術和火候的不同，藥物的性味、作用、趨向、歸經等都會隨之發生變化。

炮製影響藥物性味：水蛭有毒且有臭味，用米或麩皮炒製後，性味得到了極大矯正。

炮製影響藥物歸經：龍膽，性味苦寒，有瀉肝膽實熱和清下焦濕熱的作用，經過酒製後則引藥上行，可治療頭面部熱證。

炮製影響藥物的升降沉浮：黃柏的作用趨向在下，專治下焦熱，瀉膀胱之火，經酒製後，作用向上，即升浮，可以清上焦之熱。

圖解中醫　中藥篇

44

炮製的目的

純淨藥材，分揀藥物

中藥的原藥材多附著泥土、沙石、霉敗物，有的則殘留非藥用部分，為了使藥物達到一定的淨度，保證臨床用藥劑量的準確，在製劑之前必須對其進行挑揀、修治、分離、清潔。

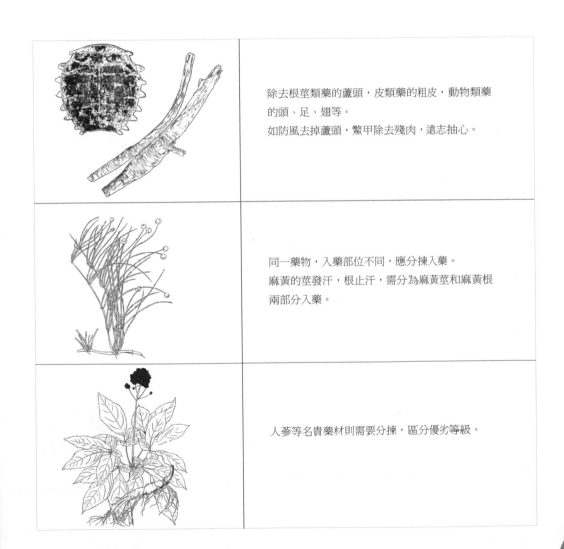

除去根莖類藥的蘆頭，皮類藥的粗皮，動物類藥的頭、足、翅等。
如防風去掉蘆頭，鱉甲除去殘肉，遠志抽心。

同一藥物，入藥部位不同，應分揀入藥。
麻黃的莖發汗，根止汗，需分為麻黃莖和麻黃根兩部分入藥。

人蔘等名貴藥材則需要分揀，區分優劣等級。

切製飲片，便於調劑製劑

有些藥材，體積較大，質地較堅硬，必須對其進行加工處理，製成一定規格的飲片 *，才便於準確稱量、計量、按處方調劑，同時也有利於增加藥材與溶劑間的接觸面積，易於有效成分的煎出，便於配方和製劑。

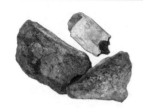

某些礦物介殼類藥物如靈磁石、石決明、牡蠣等，需經燒、醋淬等炮製處理，使之酥脆，同樣也是為了有效成分易於煎出的目的。

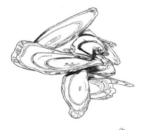

雞血藤的炮製：用水潤透，切片，或蒸軟後趁熱切片，曬乾。

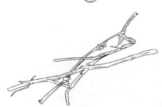

藿香梗的炮製：用水浸泡，潤透後切片，曬乾。

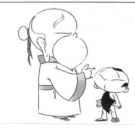

對於體積較大、質地較堅硬的藥材，必須要進行加工處理。

* 飲片：將淨選後的中藥材，經過軟化、切削、乾燥等加工工序，製成一定規格的藥材（如片、段、絲、塊等），即為「飲片」。

炮製的目的

乾燥藥材，利於貯藏

藥材經曬乾、陰乾、烘乾、炒製等炮製加熱處理，使之乾燥，並使所有酶類失去活性，防止霉變，便於保存。藥材的酒製品、醋製品均有防腐作用。

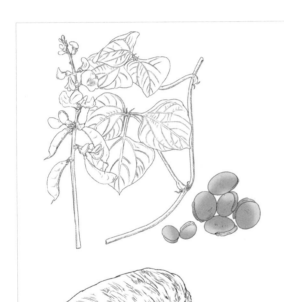

白扁豆

某些具有活性的藥材必須加熱乾燥，才能防止萌發變質。
如種子藥材白扁豆、赤小豆等。

桑螵蛸

桑螵蛸等藥物須經過加熱處理，進一步乾燥或殺死蟲卵才有利於貯藏。

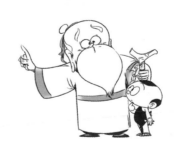

炮製的目的

矯味、矯臭，便於服用

一些動物藥及一些具有特殊氣味的藥物，經過麩炒、酒製、醋製後，能達到矯味、矯臭的效果。

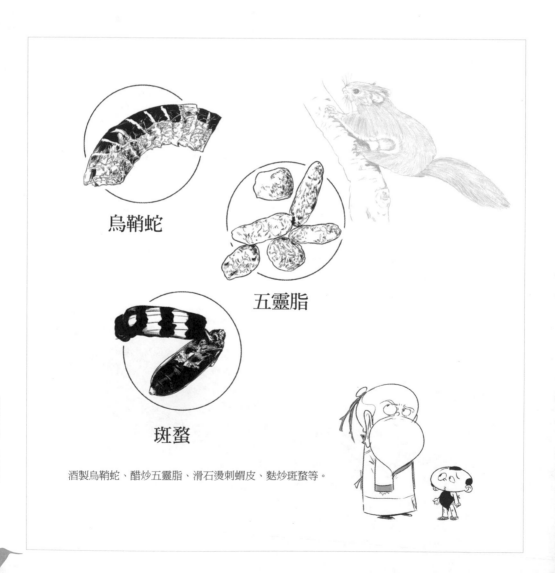

烏鞘蛇

五靈脂

斑蝥

酒製烏鞘蛇、醋炒五靈脂、滑石燙刺蝟皮、麩炒斑蝥等。

炮製的目的

減低毒副作用

許多藥物都存在一定的毒性或可引起一些不良反應，通過炮製可降低或消除這些負面作用，既能保證藥物的療效，也不至於產生不良反應，確保用藥安全。

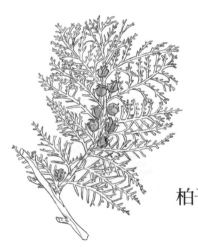

柏子仁雖有寧心安神的功效，但是也有滑腸通便的作用，生用可能會引起滑腸。

將柏子仁去油製霜，既可消除其致瀉的不良反應，也有利於對失眠的治療。

柏子仁

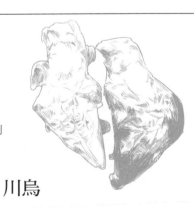

川烏有毒，用甘草銀花水煮製則能降低其毒副作用。

川烏

增強藥物功能，提高藥效

中藥除了通過配伍和製成一定的劑型外，還可通過炮製手段來提高其療效。

蜜炙款冬花，有了蜂蜜的協同，其潤肺止咳的作用會大大增強。

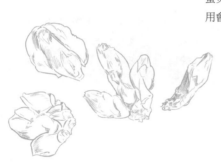

款冬花

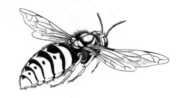

紅花酒製後，活血作用增強。

紅花

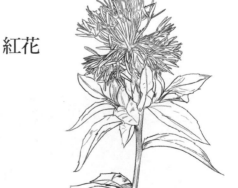

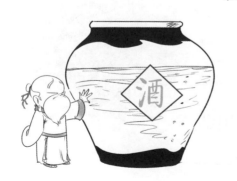

炮製的目的

改變藥物性能

為了適應患者病情和體質等不同需要，對某些藥物通過炮製來改變或緩和其性能，使之更符合病情需要。

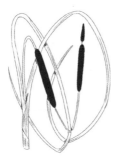

蒲黃

蒲黃生用可活血破瘀。
炒炭後則能縮短出血時間和凝血時間。

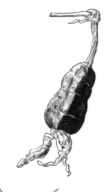

生首烏

生首烏補益力弱且不收斂，能截瘧解毒、潤腸通便。
生首烏經黑豆汁拌蒸成製首烏後可滋補肝腎、補益精血、澀精止崩。

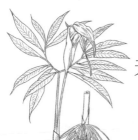

天南星

天南星經薑礬水製後稱為製南星，功能燥濕化痰、祛風解痙，藥性辛溫燥烈。
經牛膽汁製後稱膽南星，則變得藥性涼潤，是清化熱痰、熄風定驚之品。

引導歸經，便於定向用藥

中醫對疾病的症狀通常用經絡臟腑來歸納，對藥物作用的趨向則用升降浮沉來表示。藥物通過炮製，可引藥歸經或改變作用趨向，便於定向用藥。

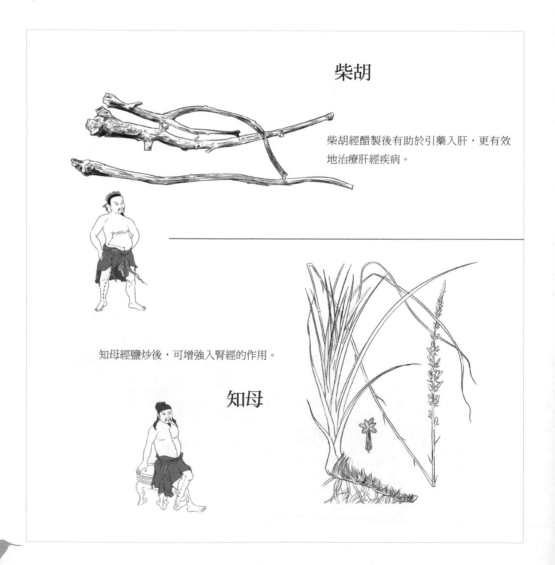

柴胡

柴胡經醋製後有助於引藥入肝，更有效地治療肝經疾病。

知母經鹽炒後，可增強入腎經的作用。

知母

炮製的方法

修治

包括純淨、粉碎、切製藥材 3 道工序，為進一步加工、貯存、調劑、製劑和臨床用藥做好準備。

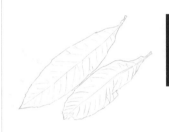

 純淨：包括挑、篩、簸、刷、刮、挖、撞等方法。
目的：去掉泥土雜質、非藥用部分及藥效作用不一致的部分，使藥物清潔純淨。
如除去枇杷葉、石韋葉背面的絨毛。

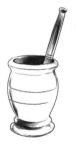 粉碎：包括搗、碾、研、磨、鎊、銼等方法。
目的：使藥材達到一定粉碎度，以符合製劑和其他炮製要求，便於有效成分的提取和利用。
如貝母入藥前用銅藥缸搗碎便於煎煮；犀角、羚羊角等用鎊刀鎊成薄片、碎屑或以銼刀銼成粉末，便於製劑或服用。

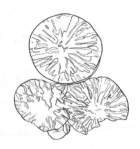 切製：包括切、鍘等方法，將藥切成片、段、絲、塊等規格。
目的：易於藥物的有效成分溶出，便於進行其他炮製，也以利於乾燥、貯藏和稱量。
如檳榔宜切成 1～1.5 毫米的薄片，丹蔘宜切成 1.5～2.5 毫米的中片，白朮宜切成 2.5～4 毫米的厚片。

水製

用水或其他輔料處理藥材的方法稱為水製法。其目的主要是清潔藥物、除去雜質、軟化藥物、便於切製、降低毒性及調整藥性等。常見的方法有：漂洗、悶潤、浸泡、噴灑、水飛等。

水製

漂洗　浸泡　悶潤　噴灑　水飛

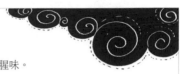

將藥物置於寬水或長流水中，反復地換水，以除去雜質、鹽味及腥味。

例如，紫河車須漂去腥味。

浸，將質地鬆軟或經水泡易損失有效成分的藥物置於水中浸濕立即取出，又稱「沾水」。

泡，將藥物置於清水或輔料藥液中，使水分滲入，藥材軟化，便於切製，或用以除去藥物的毒質及非藥用部分。

例如，用膽巴水浸泡附子。

根據藥材質地的軟堅、加工時的氣溫、工具的不同，採用淋潤、洗潤、泡潤、浸潤、涼潤、蓋潤、伏潤、露潤、復潤、雙潤等多種方法，使清水或其他液體輔料徐徐滲入藥物組織內部，至內外的濕度均勻，便於切製飲片。

例如，淋潤荊芥。

對不宜用水浸泡但又需要潮潤的藥材，可採用噴灑濕潤的方法。在炒製藥物時，按不同要求，可噴灑清水、酒、蜜水、薑汁等輔料藥液。

借助藥物在水中的沉降性質分取藥材極細粉末的方法。將不溶於水的藥材粉碎後置於乳鉢、碾槽等容器內，加水共研，然後再加入多量的水攪拌，粗粉即下沉，細粉混懸於水中，隨水傾出，剩餘之粗粉再研再飛。傾出的混懸液沉澱後，將水除淨，乾燥後即成極細粉末。用此法製得的粉末既細又減少了研磨中粉末的飛揚損失。常用於礦物類、甲殼類藥物的製粉。

例如，水飛蛤粉。

中藥的炮製

炮製的方法

火製——炒

將藥物經火加熱處理的方法。根據加熱的溫度、時間和方法的不同，可分為炒、炙、燙、煅、煨等。

將藥物置鍋中加熱不斷翻動，炒至一定程度取出。根據「火候」大小可分為炒黃、炒焦和炒炭。

炒黃　將藥物炒至表面微黃或能嗅到藥物固有的氣味為度，如炒蘇子。

炒焦　將藥物炒至表面焦黃，內部淡黃為度，如焦山楂。
炒黃、炒焦使藥材宜於粉碎加工，並緩和藥性。種子類藥材炒後則易於有效成分在煎煮時溶出。

炒炭　將藥物炒至外部枯黑，內部焦黃為度，即「存性」，藥材炒後要灑水，以免復燃，如艾葉炭。
炒炭能緩和藥物的烈性或副作用，或增強其收斂止血、止瀉作用。

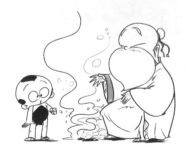

炮製的方法

火製──炙、燙

將藥物與液體輔料一同放到鍋中加熱拌炒，使輔料深入藥物組織內部或附著於藥物表面，以改變藥性，增強療效或降低毒副作用的方法為炙法。

常用的液體輔料有蜜、酒、醋、薑汁、鹽水、童便等。
酒炙川芎可增強活血之功；鹽炙杜仲、黃柏可引藥入腎和增強補腎作用。

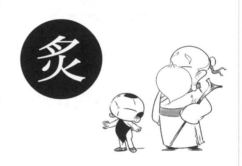

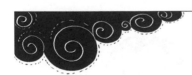

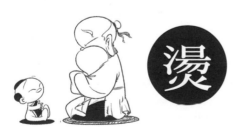

先在鍋內加熱中間物體（如砂石、滑石、蛤粉等），溫度可達150～300℃，用以燙炙藥物，使其受熱均勻，膨脹鬆脆，不能焦枯，燙畢，篩去中間物體，至冷即得。
如滑石粉燙製刺蝟皮，砂燙穿山甲（現已不採用），蛤粉燙阿膠珠等。

火製——煅、煨

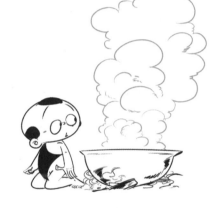

煅

將藥物用猛火直接或間接煅燒，使質地鬆脆，易於粉碎，便於有效成分的煎出，以充分發揮療效。堅硬的礦物藥置於耐火容器中密閉煅燒，至容器缸底部紅透為度。

如棕櫚炭、血餘炭等。

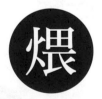

煨

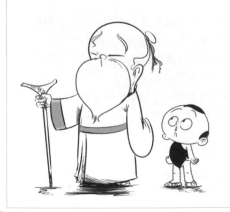

將藥物用濕麵或濕紙包裹，置於熱火灰中或用吸油紙與藥物隔層分開進行加熱的方法。其目的是除去藥物中的部分揮發性及刺激性成分，以緩和藥性，降低副作用，增強療效。

如煨肉豆蔻、煨木香、煨生薑、煨葛根等。

炮製的方法

水火共製

既要用水又要用火，有的藥物還必須加入其他輔料進行炮製，包括蒸、煮、燉、潭、淬等方法。

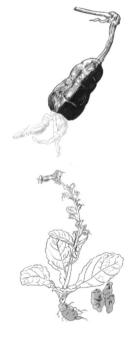

將藥物與水或輔料置鍋中同煮的方法。可減低藥物的毒性、烈性或附加成分，增強藥物的療效。
如醋煮狼毒。

以水蒸氣或附加成分將藥物蒸熟的加工方法，可分清蒸與加輔料蒸兩種方法。目的在於改變或增強藥物的性能，降低藥物的毒性。
如何首烏經反復蒸曬後不再有瀉下之力而更專於補肝腎、益精血。

將藥物置於鋼罐中或搪瓷器皿中，同時加入一定的液體輔料，蓋嚴後，放入水鍋中燉一定時間。
如燉製熟地黃。

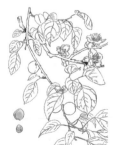

將藥物快速放入沸水中短暫潦過，立即取出的方法。常用於種子類藥物的去皮及肉質多汁類藥物的乾燥處理。
如杏仁以便於去皮。

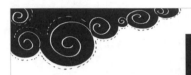

炮製的方法

其他方法

包括製霜、發酵、精製、藥拌等方法。

製霜

中藥霜製品包括藥物榨去油質之殘渣，如巴豆霜；多種成分藥物液滲出的結晶，如西瓜霜；藥物經煮製提煉後剩下的殘渣研細，如鹿角霜。

發酵

在一定條件下（溫度、濕度等）使藥物發酵，從而改變原來藥物的性質，可增強和胃消食的作用。如神麴、建麴、半夏麴等。

精製

多為水溶性天然結晶藥物，先經過水溶除去雜質，再經濃縮、靜置後析出結晶即成。如由朴硝精製成的芒硝、元明粉。

藥拌

藥物中加入其他輔料拌染而成。如砂仁拌熟地黃。

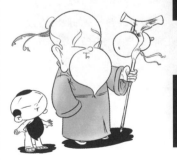

中藥的藥性

每種中藥都有一定的適用範圍，不會一藥百靈，比如麻黃可治咳喘，而馬齒莧則可治療濕疹，因為它們的藥性不同，所以功能也不相同。中藥的藥性主要包括四氣五味、升降浮沉、歸經、毒性等內容。

認識藥性，不是一人一力能完成的，而是廣大醫家經過長期的研究與實踐總結出來的。中醫治病，除了能正確診斷外，還要熟練地掌握中藥的性能以遣方用藥。

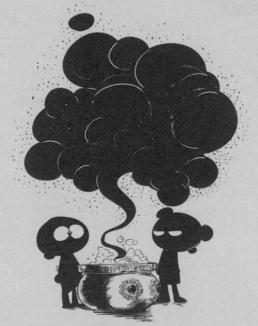

何謂氣，何謂味

氣和味，就是藥物的性味，即藥物屬性和滋味兩個方面。「氣」與「性」，在古代通用，並沿襲至今，四氣就是指四性。

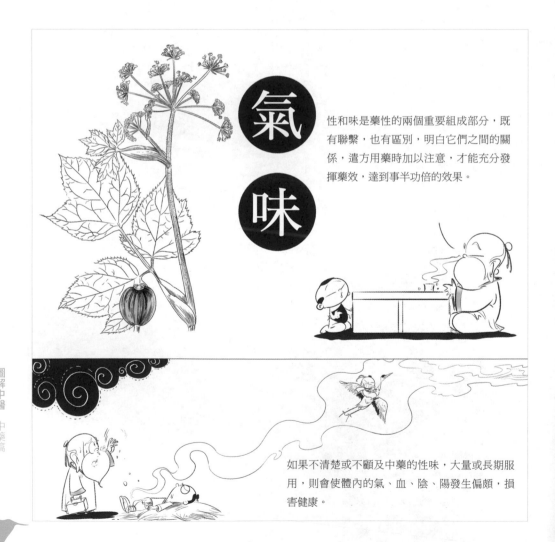

氣
味

性和味是藥性的兩個重要組成部分，既有聯繫，也有區別，明白它們之間的關係，遣方用藥時加以注意，才能充分發揮藥效，達到事半功倍的效果。

如果不清楚或不顧及中藥的性味，大量或長期服用，則會使體內的氣、血、陰、陽發生偏頗，損害健康。

中藥的四氣五味

四氣

四氣，指藥物本身所具有的寒、熱、溫、涼等四種不同屬性。寒涼和溫熱是兩對對立的屬性，而寒與涼、熱與溫之間，藥性相同，只是程度上有差別。也就是說，溫次於熱，同屬熱的範疇，涼次於寒，同屬寒的範疇。

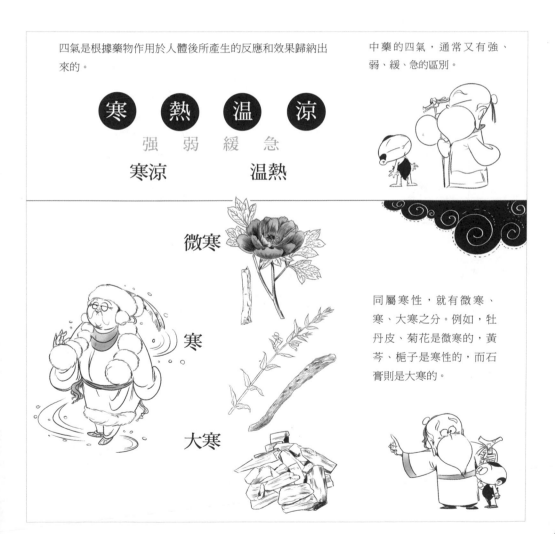

四氣是根據藥物作用於人體後所產生的反應和效果歸納出來的。

中藥的四氣，通常又有強、弱、緩、急的區別。

寒　熱　溫　涼
強　弱　緩　急
寒涼　　溫熱

微寒

寒

大寒

同屬寒性，就有微寒、寒、大寒之分。例如，牡丹皮、菊花是微寒的，黃芩、梔子是寒性的，而石膏則是大寒的。

四氣——寒涼

疾病有熱證和寒證之分，一般說來，能治熱證的藥物大多屬於寒性或涼性藥。寒涼藥具有清熱、瀉火、解毒、涼血、滋陰等作用。

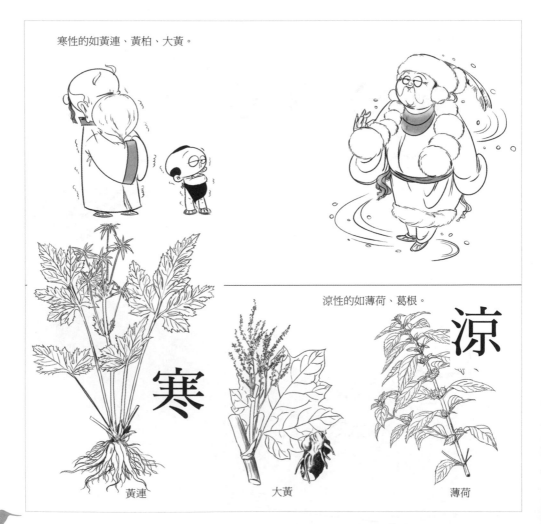

寒性的如黃連、黃柏、大黃。

涼性的如薄荷、葛根。

寒

涼

黃連

大黃

薄荷

中藥的四氣五味

四氣——溫熱

能夠治療寒證的藥物大多屬溫性或熱性藥,溫熱性藥具有散寒、溫裡、助陽等作用。

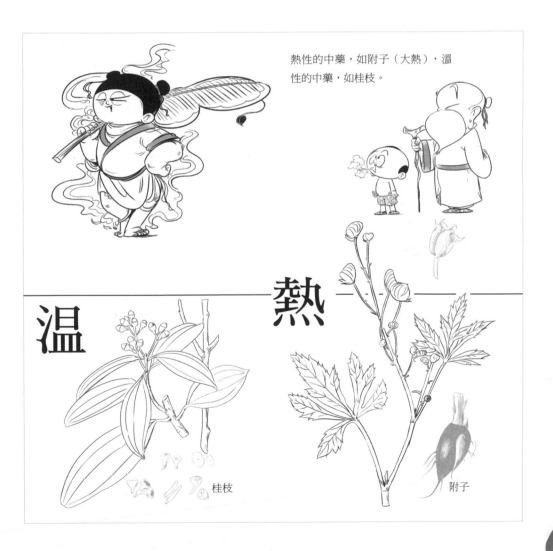

熱性的中藥,如附子(大熱),溫性的中藥,如桂枝。

溫

熱

桂枝

附子

中藥的藥性

第五氣——平

除寒、熱、溫、涼四性之外，還有一種平性藥，由於這類藥物寒涼或溫熱的特性不明顯，作用比較平和，不論寒證、熱證都可配用。所以，按藥性來說雖有五氣，但通常稱四氣。

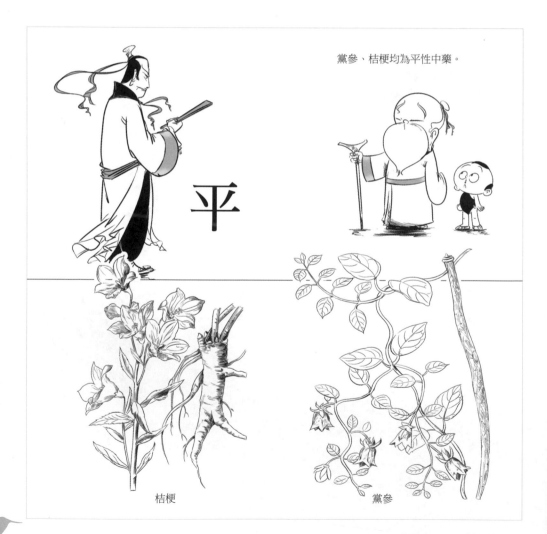

黨參、桔梗均為平性中藥。

桔梗

黨參

中藥的四氣五味

五味

中藥的五味，是指藥物有酸、苦、甘、辛、鹹 5 種不同的味道。藥味不同，治療作用也不相同。此外，有些藥物還有淡味或澀味，但因五味是最基本的藥味，所以仍稱為五味。

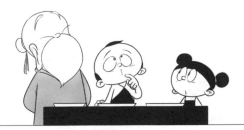

中藥五味，主要是通過口嚐辨別出來的，但也是人們觀察不同味道的藥物在人體所產生的不同反應和療效歸納總結出來的。

五味不僅僅是藥物味道的真實反映，更是對藥物作用的高度概括，後者更為重要。

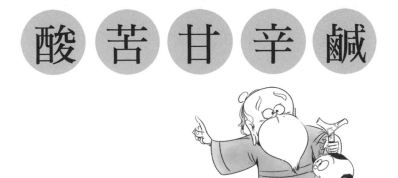

酸 苦 甘 辛 鹹

中藥的藥性

67

五味——辛

辛,有發散、行氣[*]或潤養等作用,一般發汗的藥物與行氣的藥物,大多數有辛味;某些補養的藥物也有辛味。

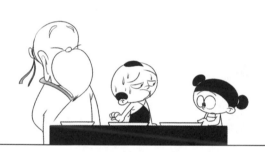

辛

辛味,口嚼有麻辣或清涼感,有的具有香氣。

辛味藥能發散解表,行氣活血,溫腎壯陽,適用於外感表證、氣滯血瘀證、風寒痹證、腎陽虛虧證等。

荊芥、紫蘇、陳皮、木香、當歸、鬱金、韭菜子、蛇床子、菟絲子等都是辛味藥物。

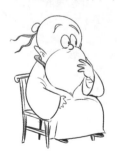

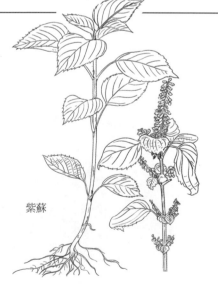

紫蘇

* 行氣:推動人體內氣的運行。

中藥的四氣五味

五味——甘

甘，有滋補、和中 * 或緩急 * 的作用。一般滋補性藥物及調和藥性的藥物，大多數有甘味。

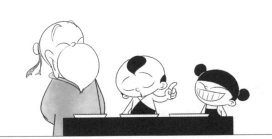

甘

甘味口嚐味甜。

甘味能調和脾胃，補益氣血，緩急止痛，適用於機體虛弱、功能不足之症，及某些拘急攣痛，並能調和藥性。

甘草、黨參、熟地黃、飴糖、黃精、枸杞子等都具有甘味。

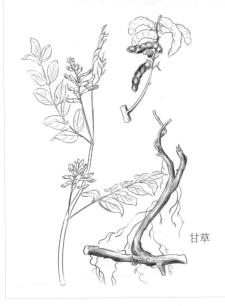

甘草

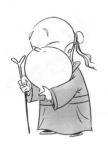

中藥的藥性

* 和中：中，指中焦。這裡指甘味能調和脾胃，補益氣血。
* 緩急：緩解急性疼痛或痙攣。

五味——酸

酸，有收斂、固澀等作用。一般帶有酸味的藥物，大都具有止汗、止渴等作用。

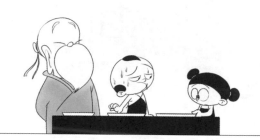

酸

酸（澀）味具收斂、固澀作用，適用於自汗、盜汗、久瀉脫肛、尿頻失禁、遺精帶下、崩漏下血等證。

龍骨、牡蠣、山茱萸、罌粟殼、桑螵蛸、覆盆子、芡實、蓮子、金櫻子、仙鶴草等都有酸味。

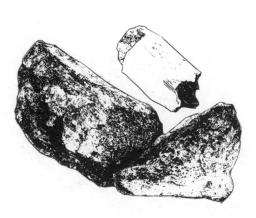

龍骨

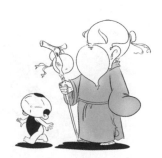

中藥的四氣五味

五味——苦

苦，有瀉火、燥濕、通洩、下降等作用。一般具有清熱、燥濕、瀉下和降逆作用的藥物，大多數有苦味。

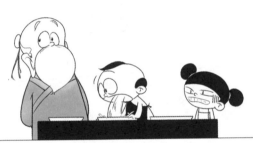

苦

苦味能清熱解毒、燥濕、瀉火、降氣、通便，適用於熱證，濕熱證，癰腫瘡瘍、喘咳、嘔噁等證。

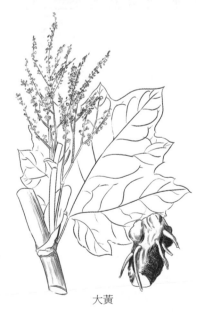

栀子、大黃、黃連、苦蔘、杏仁、厚朴等都味苦。

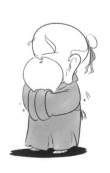

大黃

中藥的藥性

71

五味——鹹

鹹，有軟堅、散結或瀉下等作用。一般能消散結塊的藥物和一部分瀉下通便的藥物，帶有鹹味。

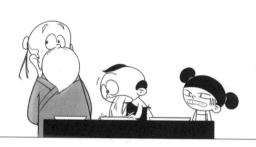

鹹

鹹味能軟堅散結，瀉下通便，平肝潛陽，適用於大便秘結、瘰癧痰核、癭瘤、肝陽頭痛眩暈。

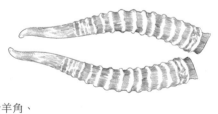

海藻、昆布、芒硝、肉蓯蓉、羚羊角、石決明等都味鹹。

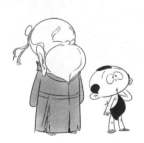

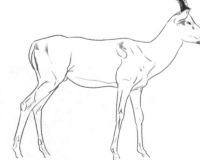

羚羊角

五味──淡、澀

淡,就是淡而無味,有滲濕、利尿作用,能夠滲利水濕、通利小便的藥物多為淡味。澀,有收斂止汗、固精止瀉及止血等作用。因為淡味沒有特殊的滋味,所以通常與甘味並列,稱「淡附於甘」,即甘淡;澀味的作用和酸味相同,多並稱酸澀。

淡

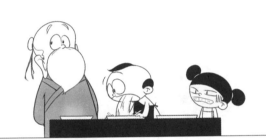

淡味與甘味並稱甘淡。
淡味有滲濕、利尿作用。
淡味的中藥,如茯苓、澤瀉、滑石。

澀味,有收斂止汗、固精止瀉、止血的作用。
澀味的中藥,如浮小麥、烏梅、罌粟殼、桑螵蛸等。

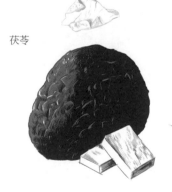

茯苓

澀

澀味與酸味並稱酸澀。

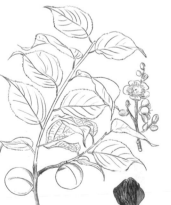

烏梅

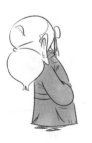

升降浮沉

人體的氣機運行遵循著一定的規律，有升降浮沉之分。從方向上講，由足向
上至頭為升，從頭向下至足為降；從體內向肌表行進為浮，由肌表向體內深
入為沉。如果氣機紊亂，便會導致疾病。相對於氣機運行的規律，藥物也有
升降浮沉的屬性，可將混亂的氣機調整過來。

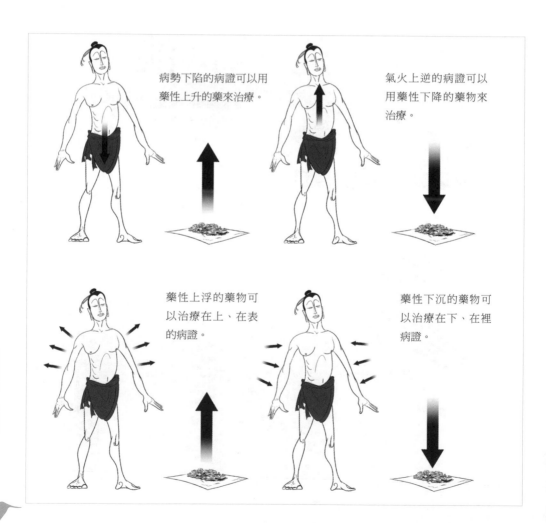

病勢下陷的病證可以用藥性上升的藥來治療。

氣火上逆的病證可以用藥性下降的藥物來治療。

藥性上浮的藥物可以治療在上、在表的病證。

藥性下沉的藥物可以治療在下、在裡病證。

中藥的升降浮沉

升降浮沉——兩大趨向

升與浮、沉與降功能相近，為方便使用和掌握，中醫通常將「升浮」或「沉降」並稱，這就是中藥作用的兩大主趨向。

升 浮

凡升浮之藥，多主上行而向外，有升陽、解表、散寒、除風、催吐、透疹等作用。

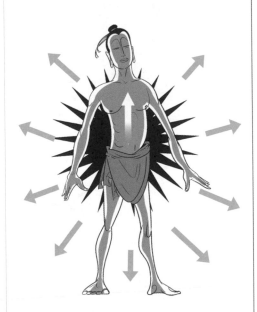

沉 降

凡沉降之藥，多主下行而向內，有降逆、收斂、滲濕、瀉下、軟堅、散結等功能。

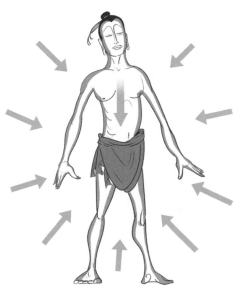

中藥的藥性

75

中藥的升降浮沉

升降、浮沉——升浮

升，是上升、升提的意思，指藥物具有升提功能。能治病勢下陷的藥物，都有升的作用。浮，指藥物具有輕浮、上行發散的功能。可治療病位在表的藥物多具有浮的作用。

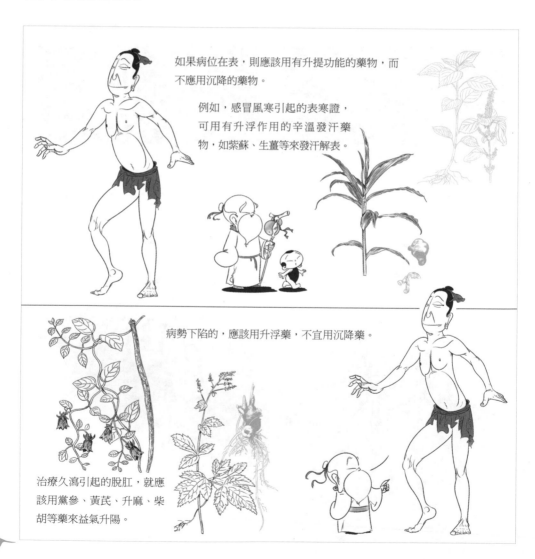

如果病位在表，則應該用有升提功能的藥物，而不應用沉降的藥物。

例如，感冒風寒引起的表寒證，可用有升浮作用的辛溫發汗藥物，如紫蘇、生薑等來發汗解表。

病勢下陷的，應該用升浮藥，不宜用沉降藥。

治療久瀉引起的脫肛，就應該用黨參、黃芪、升麻、柴胡等藥來益氣升陽。

中藥的升降浮沉

升降、浮沉——沉降

降，指藥物具有下降、降逆的功能。治病勢上逆的藥物有降的作用。沉，指藥物具有重沉、下行洩利的功能。治療病位在裡的藥物多有沉的作用。

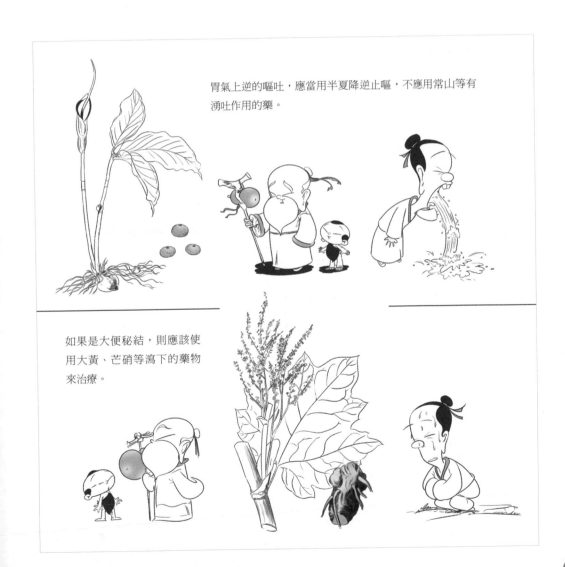

胃氣上逆的嘔吐，應當用半夏降逆止嘔，不應用常山等有湧吐作用的藥。

如果是大便秘結，則應該使用大黃、芒硝等瀉下的藥物來治療。

中藥的藥性

77

中藥的升降浮沉

升降浮沉與性味、質地的關係

中藥的升降浮沉，通常與藥物的性味、質地有關。凡是味辛、甘、溫熱的藥物，大多升浮，如桂枝、黃芪；凡是苦、酸、鹹、寒涼的藥物，大多沉降，如大黃、芒硝。花草類藥多具升浮性質而向上、向外；果實、礦石類藥，多具沉降性質而向下、向內。

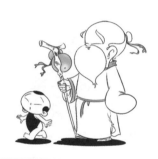

也有特殊情況存在。
如花類藥本歸升浮。諸花皆升，只有旋覆花獨降。
種子類藥物多沉降。諸子皆沉，只有蒼耳獨升。

旋覆花	蒼耳子

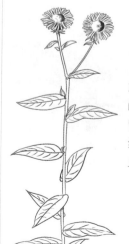

旋覆花，苦，辛，鹹，微溫。歸肺、胃、大腸經。降氣，消痰，行水，止嘔。

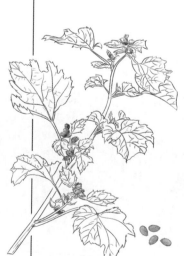

蒼耳子，苦、甘、辛、溫，有小毒。入肺、肝經。散風寒，通鼻竅，祛風濕，止癢。

圖解中醫　中藥篇

78

藥性歸經

甚麼是藥性歸經

古人通過觀察和研究發現，不同的藥物所作用的位置和範圍是不同的。某種藥物會對機體的某個或某些臟腑經絡產生主要作用、特殊作用，而對其他臟腑經絡的作用則較小或沒有。這種藥性的選擇性就是「藥性歸經」。

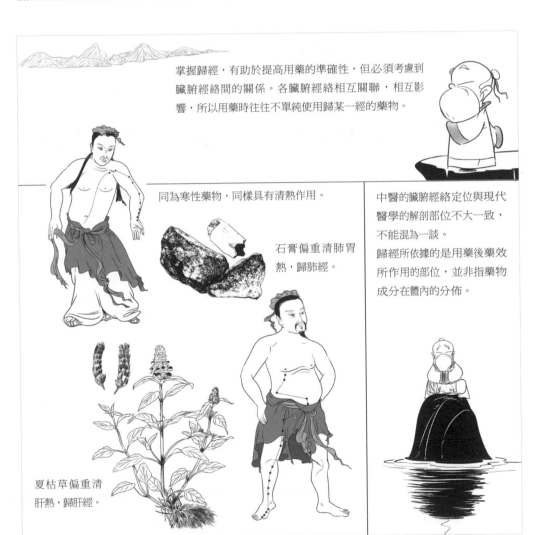

掌握歸經，有助於提高用藥的準確性，但必須考慮到臟腑經絡間的關係。各臟腑經絡相互關聯，相互影響，所以用藥時往往不單純使用歸某一經的藥物。

同為寒性藥物，同樣具有清熱作用。

石膏偏重清肺胃熱，歸肺經。

中醫的臟腑經絡定位與現代醫學的解剖部位不大一致，不能混為一談。
歸經所依據的是用藥後藥效所作用的部位，並非指藥物成分在體內的分佈。

夏枯草偏重清肝熱，歸肝經。

歸經理論的發展歷程

歸經理論的起源，可追溯到春秋戰國至東漢末年的《黃帝內經》；發展於唐宋元時期，著名醫家張元素正式提出歸經理論，經後學者的充實，其體系基本形成；明代，歸經理論更加完善，並在臨床中得到了應用；清代，歸經理論體系基本成熟。

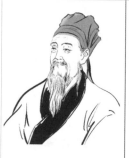	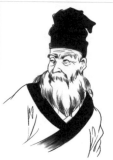	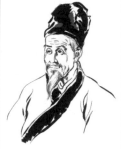	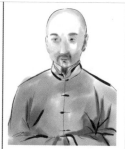
唐宋時期，醫家已將藥物作用的選擇性定向、定位從藥物的色、形、氣、味等特性中獨立出來，作為獨立的藥性加以研究了。如孟詵《食療本草》中指出「綠豆行十二經脈」。	金元時期，著名醫家張元素提倡分經分部用藥，他的醫著《珍珠囊》中30餘味藥載有「某行經藥」的內容。他認為取各藥性之長，各歸其經，則藥力專一，藥效顯著。	明代，以醫家李時珍的《本草綱目》為代表的一些藥書，都記載論述了歸經理論，並倡導研究歸經理論應循「發明經旨，適當於用」的原則，為歸經理論廣泛地運用於臨床打下了良好的基礎。	清代，論歸經的書目眾多，涉及範圍更廣，研究更為深入，使歸經理論逐漸成熟起來。

藥性歸經

歸經的範圍

藥性的歸經，主要包括性味歸經、功能主治歸經、選擇性歸經、按經絡選藥歸經、按臟腑經絡傳變選藥歸經。

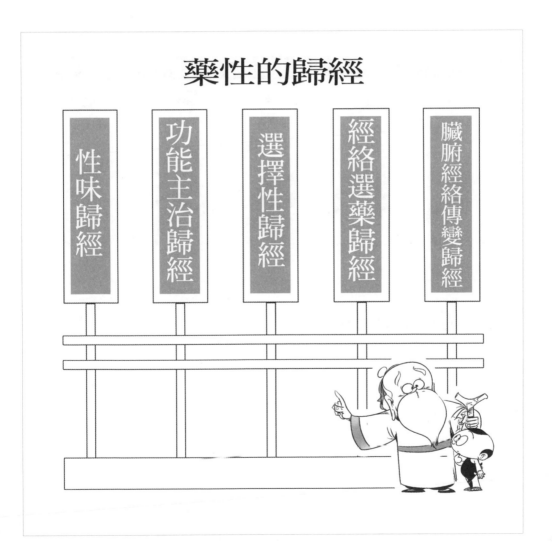

藥性的歸經

性味歸經　功能主治歸經　選擇性歸經　經絡選藥歸經　臟腑經絡傳變歸經

性味歸經

性味歸經，就是按藥物的 5 種氣味，分辨出其各自的主要歸經作用。具體內容分別是辛入肺經，甘入脾經，苦入心經，酸入肝經，鹹入腎經。

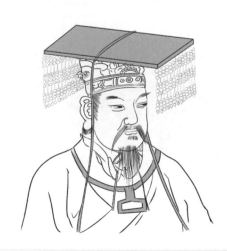

| 辛入肺經 | 甘入脾經 | 苦入心經 | 酸入肝經 | 鹹入腎經 |

《黃帝內經‧素問》中提出了某藥味主要入某一臟腑。「五味入胃，各歸所喜，故酸先入肝，苦先入心，甘先入脾，辛先入肺，鹹先入腎」。

藥性歸經

性味歸經——詳説

五味各有特性，對臟腑經絡的作用也有特殊的選擇性。掌握歸經有利於遣方用藥。

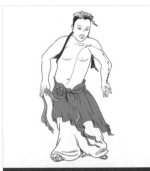

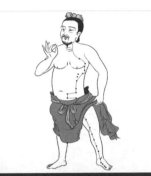

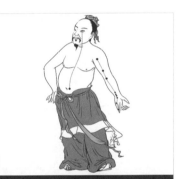

辛入肺經：辛，指辛辣或辛涼的滋味，能發散、能解氣。肺經病大多用辛溫藥物，促使皮表暢通，使肺氣宣發升降自如，保證氣血的正常運行，因此説

辛入肺經。
甘入脾經：脾經之病，大多使用的是甘淡味藥物，助其脾土健壯，納五穀吸收和消化，得其

營養，使肌肉日漸豐滿。
苦入心經：心經之病，大多使用苦寒藥物，以瀉其心火，促使血流暢達有序，保其神志安寧。

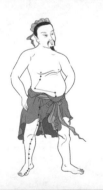

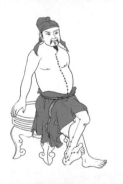

酸入肝經：肝經之病，使用的人多是酸澀藥物。肝脾相益，新血始生，有足夠維持人體需要的血液，自然精氣神旺盛。

鹹入腎經：腎經之病，大多使用鹹寒藥物，下注軟堅散結，保持腎水健旺，行動有力，耳目聰明。

中藥的藥性

83

藥性歸經

性味歸經──禁忌

雖然掌握了性味的歸經有利於中藥配伍和遣方用藥，但不能過於偏頗，因為過食任何一種味都會損傷身體，適得其反。

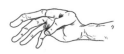

過食辛，則致筋急而爪枯。

肝在變動為握，是說肝病是否嚴重，要看身體的彈性如何，如果經脈沒有彈性的話，則說明肝有嚴重的問題。

過食鹹，則大骨氣勞，短肌，心氣抑，脈凝澀而色變。

如果吃太多鹹味的東西就會抑制血的生發，使血脈凝聚，臉就會黑。

過食酸，則致肝氣以津，脾氣乃絕，使肉胝䐢而唇揭。

大量食用酸味食物，會使肝氣生發太過而抑制脾土，使肌肉角質變厚、嘴唇外翻。

過食甘，則致心氣喘滿，骨痛而髮落。

甘味食物性渙散，所以過食甘會影響腎的收斂功能。頭髮是否滋潤、烏黑和濃密，都和腎的收斂氣機有關係。多吃甘味也會造成頭髮脫落，因為它的收斂氣機減弱了。

過食苦，則脾氣不濡，胃氣乃厚，皮槁而毛拔。

肺主皮毛，苦主降，如果多吃苦味的東西，肺就不容易宣發，肺氣調不上來，則無法滋潤皮毛，使之乾枯萎縮。

功能主治歸經

依據藥物的主要功能和主治範圍歸經，如安神養心的藥物主歸心經，止咳平喘的藥物主歸肺經，疏肝解鬱的藥物主歸肝經，開滯健脾的藥物主歸脾經，補腎強筋的藥物主歸腎經。

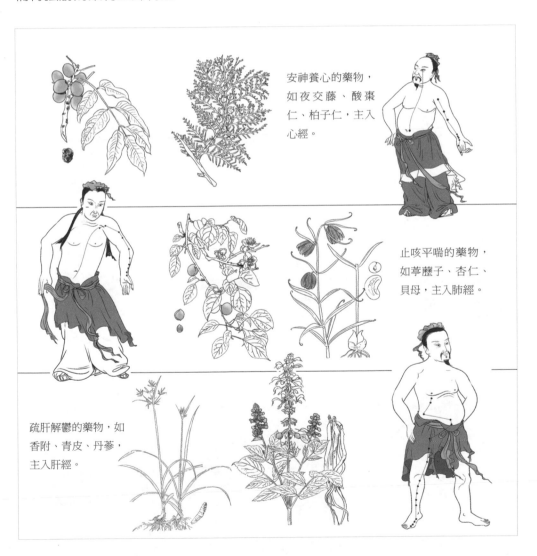

安神養心的藥物，如夜交藤、酸棗仁、柏子仁，主入心經。

止咳平喘的藥物，如葶藶子、杏仁、貝母，主入肺經。

疏肝解鬱的藥物，如香附、青皮、丹蔘，主入肝經。

選擇性歸經

相同氣味或相同功能的藥物，往往入經作用不盡相同，應根據藥物性能和入經的不同選擇使用。如黃連、黃芩、大黃，同屬苦寒藥，黃連入心經，黃芩入肺經，而大黃走腸胃。

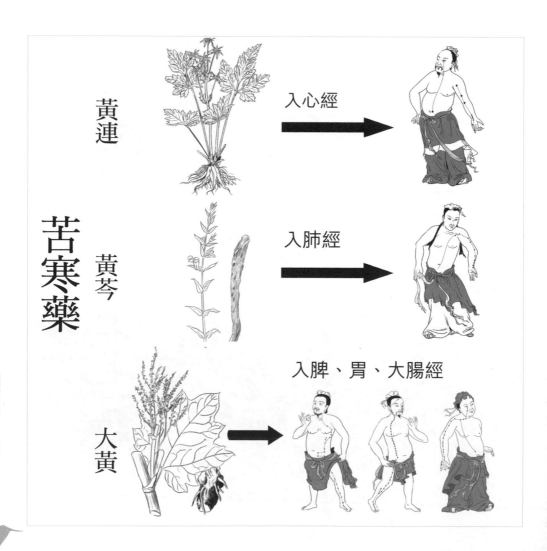

苦寒藥

黃連　　入心經

黃芩　　入肺經

大黃　　入脾、胃、大腸經

藥性歸經

經絡選藥歸經

經絡選藥歸經，即根據經絡歸經原則來選用藥物。

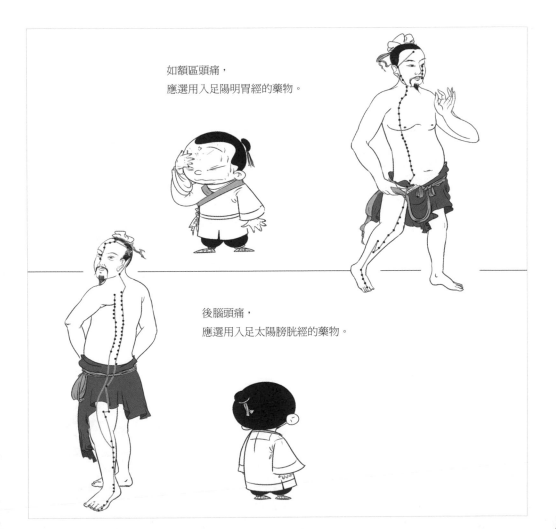

如額區頭痛，
應選用入足陽明胃經的藥物。

後腦頭痛，
應選用入足太陽膀胱經的藥物。

臟腑經絡傳變選藥歸經

臟腑經絡病變症狀各不相同，如肺經病常出現咳嗽、氣喘等症，肝經病常出現脅痛、眩暈、手足抽搐等症，心經病常出現心悸、神志昏迷等症。將藥物的功效與臟腑、經絡密切結合起來，則可明確某藥對某些臟腑、經絡病變起著主要作用。

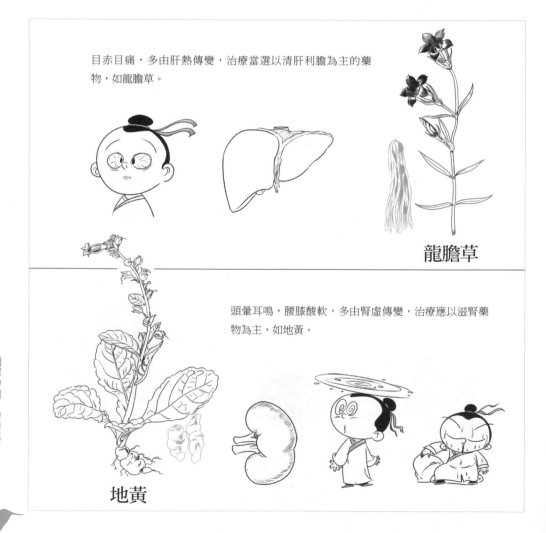

目赤目痛，多由肝熱傳變，治療當選以清肝利膽為主的藥物，如龍膽草。

龍膽草

頭暈耳鳴，腰膝酸軟，多由腎虛傳變，治療應以滋腎藥物為主，如地黃。

地黃

中藥的毒性

中藥學中「毒」的含義

中藥學中的「毒」有廣義和狹義之分。廣義的「毒」既是藥物的總稱，也指藥物本身具有的某些性能，即偏性。狹義的「毒」則指藥物中有毒的可對機體造成損害的成分。

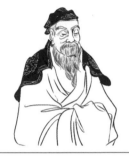

西漢之前，人們無法很好地把握藥物的毒副作用和治療作用，所以籠統地把藥物都稱為「毒」。

醫師掌醫之政令，聚毒藥以供醫事。
——《周禮‧天官冢宰下》

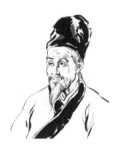

東漢後，醫者所說的毒藥主要指對機體有損害的有毒之藥，本草書籍多會在藥物性味下標註「有毒」「無毒」，提示人們此藥具有一定的毒性和副作用，使用不當可能會導致人體中毒。這裡的「毒」是狹義的概念。

《本草綱目》中記錄馬錢子的味苦，性寒，有毒。

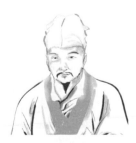

中醫藥學認為，毒性是藥物本身的一種性能，是它的一種偏性。中醫治病，就是運用中藥的這種偏性，以偏治偏，達到治療疾病的目的。醫書中標明「有毒」就是有偏性。

藥以治病，因毒為能，所謂毒者，因氣味之偏也……
——《類經》

中藥的藥性

中藥的毒性

有毒與無毒

如何確定藥物有毒與無毒，一直是中醫藥學家探討的問題，總體來說可從是否含有毒成分、整體是否有毒、用量是否適當等方面做出評判。

是否含有毒成分
通常，有毒藥物的主要成分為毒性成分，如川烏、草烏中主含毒性成分烏頭鹼；無毒藥不含毒性成分或毒性成分非常少。

整體是否有毒
中藥多為天然藥，中藥中常含許多成分，這些成分相互制約，有些成分單獨來看有毒，但從中藥的整體上看不顯示毒性。

用量是否適當
這是確定藥物有毒無毒的關鍵。
一般來說凡有毒中藥，特別是有大毒的，治療劑量與中毒劑量比較接近或相當，安全度小，易引起中毒反應。

有些藥物即便無毒，但如果超劑量使用也會是有毒的。如人蔘，常量或稍大於常量應用不會出現中毒反應，若大量應用就會有毒害人體的可能。

山藥、浮小麥等，超大量應用或食用，也不會毒害人體，這就是實際上的無毒藥。

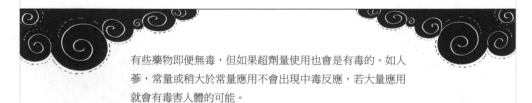

中藥的毒性

引起中藥中毒的原因

發生中藥中毒的原因主要可以歸納為誤服偽品，劑量過大，炮製不規範，服法不得當，誤服毒藥，患者個體差異，辨證不準，劑型不當，違反十八反、十九畏禁忌原則，煎煮不當，長期服用。

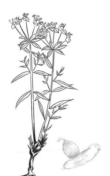

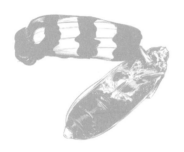
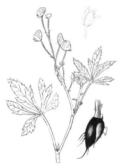

誤服偽品
誤用商陸代替人蔘，用獨角蓮代天麻使用，將白木通當作關木通使用。

劑量過大
砒霜、膽礬、斑蝥等毒性較大的藥物，用量過大或用藥時間過長可導致中毒。

炮製不當
炮製的目的之一就是減低毒性，但是炮製不當則不會達到此目的，可引發中毒。如有人服含有炮製不當的草烏製劑而至中毒。

服法不當
烏頭、附子中毒，多因煎煮時間太短或服用後受寒、進食生冷所致。

配伍失當
甘遂與甘草同用常會導致中毒。

中藥的毒性

毒性與副作用

毒性一般指藥物對機體所產生的不良影響及損害性。中藥的副作用,指在常用劑量時出現與治療需要無關的不適反應,多比較輕微,對機體危害不大,停藥後可自行消失,其產生多與藥物自身特性、炮製、配伍、製劑等多種因素有關。

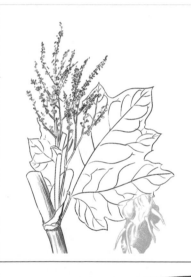

藥物的毒性
包括急性毒性、亞急性毒性、慢性毒性和特殊毒性,如致癌、致突變、致畸胎、成癮等。

一種藥物多具有多種功效,在應用時常是利用其中一種功效,而其他的功效就可能產生副作用。

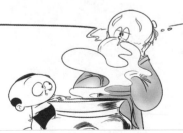

大黃是常用的攻下藥,苦寒,有瀉熱通腸、涼血解毒、逐瘀通經的功效。如果治療目赤咽腫,是利用其涼血解毒的功效,但會因它能瀉熱通腸而引起大便溏薄。用熟大黃則瀉下力緩,瀉火解毒,治療效果會更好。

中藥的毒性

常見有毒藥物

中華人民共和國成立以來，出現了大量中藥中毒報告，僅單味中藥引起中毒就達上百種之多，其中植物藥九十多種，動物藥和礦物藥各十多種。

植物藥

關木通、蒼耳子、苦楝根皮、昆明山海棠、狼毒、萱草、附子、烏頭、夾竹桃、雪上一枝蒿、福壽草、檳榔、烏桕、巴豆、半夏、牽牛子、山豆根、艾葉、白附子、瓜蒂、馬錢子、黃藥子、杏仁、桃仁、枇杷仁及曼陀羅花和苗、莨菪等。

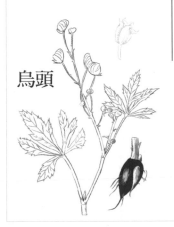

烏頭

動物藥

斑蝥、蟾蜍、魚膽、芫青、蜂蛹等。

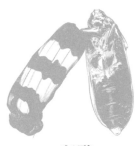

斑蝥

礦物藥

砒霜、升藥、膽礬、鉛丹、密陀僧、皂礬、雄黃、降藥等。

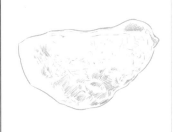

砒霜

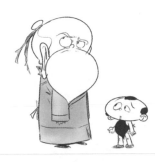

中藥的應用

在中藥的應用中，除了必須掌握每種藥物的性能以外，還要知曉它們的配伍、用量以及服用方法等知識。這樣，才能更好地遣方用藥，讓藥物充分發揮它們應有的功效，療病祛疾。

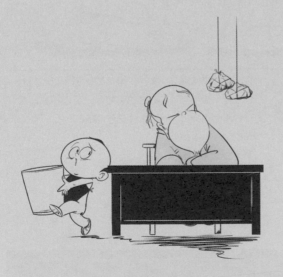

中藥的配伍

何謂配伍

配伍，就是根據病情需要和藥物性能，有選擇地將兩種或兩種以上藥物組合在一起應用。古人發現，單味藥起效往往比較緩慢，如果將幾種藥物互相配合應用，既能加強彼此療效，也能減少藥物本身的副作用。

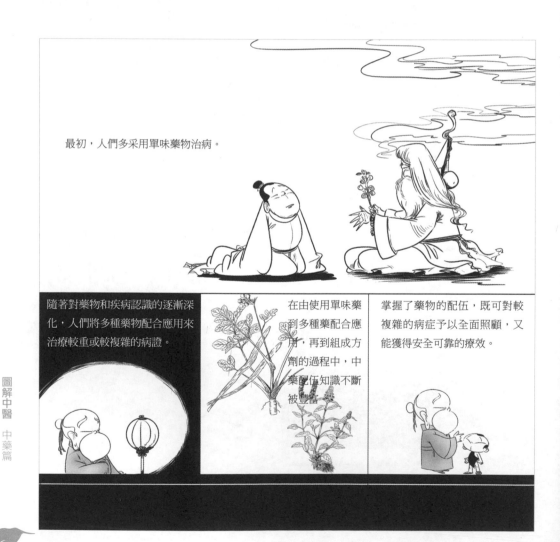

最初，人們多采用單味藥物治病。

隨著對藥物和疾病認識的逐漸深化，人們將多種藥物配合應用來治療較重或較複雜的病證。

在由使用單味藥到多種藥配合應用，再到組成方劑的過程中，中藥配伍知識不斷被豐富。

掌握了藥物的配伍，既可對較複雜的病症予以全面照顧，又能獲得安全可靠的療效。

中藥的七情

何謂七情

藥物之間的關係比較複雜，在應用配伍時，有些藥物會因協同作用而增進療效，也有些藥物卻可能互相對抗而抵消、削弱原有的功效……古人將藥物之間的關係歸為單行、相須、相使、相殺、相畏、相惡、相反等七種情況，稱為藥性的「七情」。

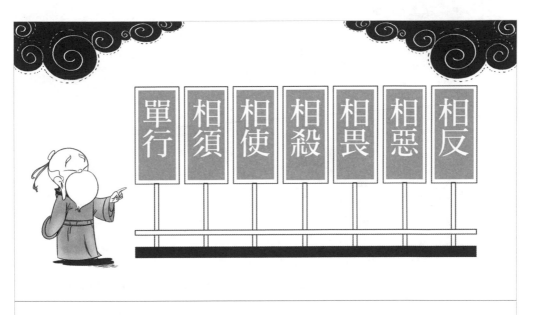

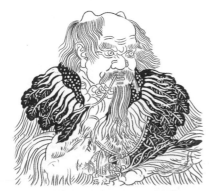

藥有陰陽配合……有單行者，有相須者，有相使者，有相畏者，有相惡者，有相反者，有相殺者，凡此七情，合和視之。

——《神農本草經》

單行

單行,是指單用一味藥來治療疾病,不需其他藥輔助,從而達到預期效果。

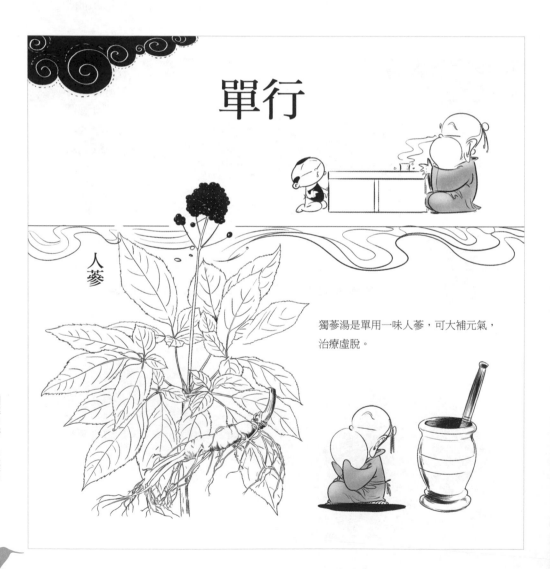

單行

人蔘

獨蔘湯是單用一味人蔘,可大補元氣,治療虛脫。

相須

相須，是指將性能功效相類似的藥物配合使用，從而加強藥物療效。

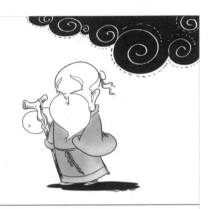

相須

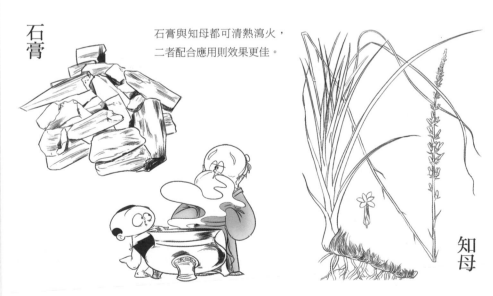

石膏

石膏與知母都可清熱瀉火，
二者配合應用則效果更佳。

知母

相使

相使，指以一種藥物為主藥，配合其他性能和功效方面具有共性的藥物來提高主藥的功效。

相使

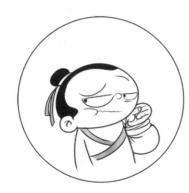

胃火牙痛，可用石膏清胃火，再配合牛膝引火下行，促使胃火牙痛更快地消除等。石膏為主藥，牛膝為輔助藥。

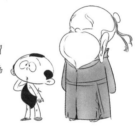

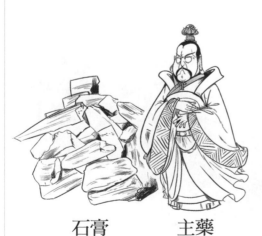

石膏　　　主藥

清胃降火，消腫止痛。

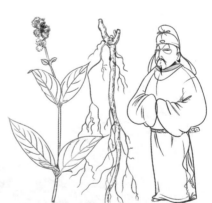

牛膝　　　輔助

引火下行，增強石膏清火止痛的作用。

相畏、相殺

相畏、相殺實際上是同一配伍關係的兩種提法，是指一種藥物的毒性反應或副作用能被另一種藥物抑制或消除。

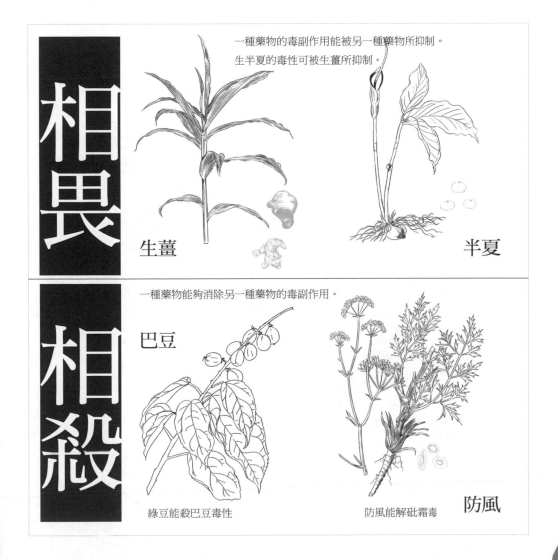

相畏

一種藥物的毒副作用能被另一種藥物所抑制。
生半夏的毒性可被生薑所抑制。

生薑　　　　　　　　　半夏

相殺

一種藥物能夠消除另一種藥物的毒副作用。

巴豆

綠豆能殺巴豆毒性　　　防風能解砒霜毒　　防風

相惡

相惡，是兩種藥物配合使用，一種藥物與另一藥物相互作用而致使其原有的功效降低，甚至喪失藥效。

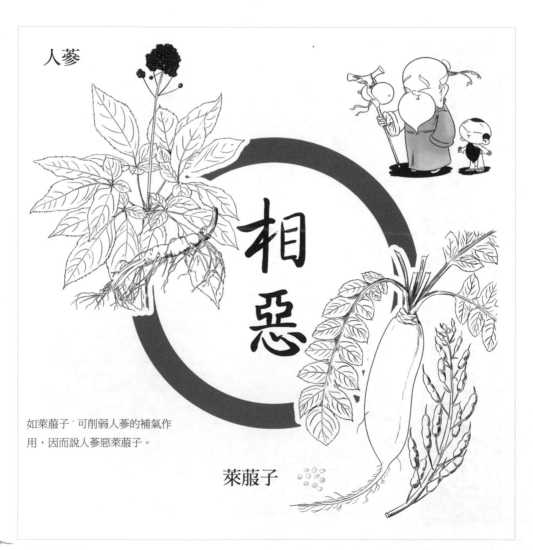

人蔘

相惡

如萊菔子*可削弱人蔘的補氣作用，因而說人蔘惡萊菔子。

萊菔子

* 萊菔子：蘿蔔子。

中藥的七情

相反

相反，就是兩種藥物配合應用產生毒性反應或副作用，如著名的「十八反」*。

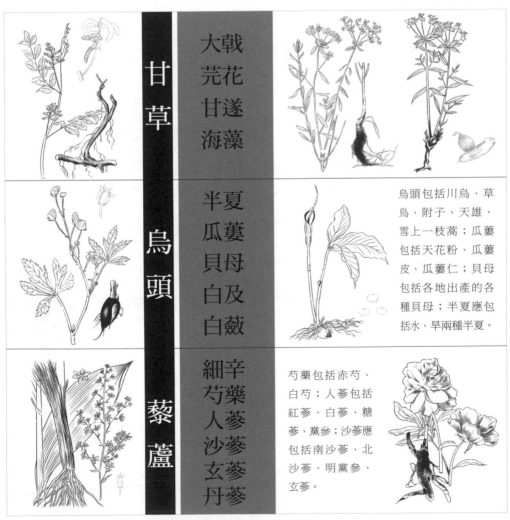

甘草	大戟 芫花 甘遂 海藻	
烏頭	半夏 瓜蔞 貝母 白及 白蘞	烏頭包括川烏、草烏、附子、天雄、雪上一枝蒿；瓜蔞包括天花粉、瓜蔞皮、瓜蔞仁；貝母包括各地出產的各種貝母；半夏應包括水、旱兩種半夏。
藜蘆	細辛 芍藥 人參 沙參 玄參 丹參	芍藥包括赤芍、白芍；人參包括紅參、白參、糖參、黨參；沙參應包括南沙參、北沙參、明黨參、玄參。

* 十八反：指甘草、烏頭、藜蘆三味中藥對其他十五種中藥分別有相反的作用，在炮製、組方和配伍調劑時禁止同時使用。本草書上立下「十八反」，警示後人注意用藥安全。

中藥的應用

103

中藥的用藥禁忌

藥物的使用要受配伍、證候、適用人群、藥食相剋等諸多方面的影響，用藥時充分考慮了這些因素，則會盡可能保證療效，減低毒副作用，達到安全用藥的目的。用藥禁忌主要包括配伍禁忌、證候禁忌、妊娠禁忌和服藥的飲食禁忌等。

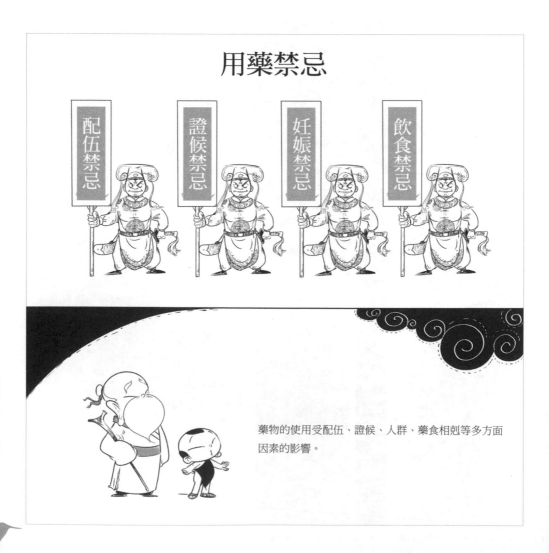

用藥禁忌

配伍禁忌　證候禁忌　妊娠禁忌　飲食禁忌

藥物的使用受配伍、證候、人群、藥食相剋等多方面因素的影響。

中藥的用藥禁忌

配伍禁忌——十八反

配伍禁忌，是指某些藥物合用會產生劇烈的毒副作用或降低和破壞藥效，應避免配和使用。其中最著名的就是十八反、十九畏。十八反最早見於張從正《儒門事親》，書中列述了三組相反藥，並有十八反藥歌。

三組反藥

甘草反甘遂、京大戟、海藻、芫花；

烏頭（川烏、附子、草烏）反半夏、瓜蔞（全瓜蔞、瓜蔞皮、瓜蔞仁、天花粉）、貝母（川貝、浙貝）、白蘞、白及；

藜蘆反人蔘、沙蔘（南、北）、丹蔘、玄蔘、苦蔘、細辛、芍藥（赤芍、白芍）。

十八反藥歌

中藥材，十八反，海藻戟，甘遂芫，戟甘草，當明辨；

半蔞貝，白蘞及，俱攻烏，禁混劑；

諸類蔘，細辛芍，叛藜蘆，忌參合。

另有反，勿同行，雲母粉，反決明；

莧與鱉，禁混煎；蔥和蜜，勿輕犯。

雲母粉忌與石決明混用；

紅莧菜忌與甲魚同食；

蔥和蜂蜜忌同食。

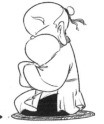

配伍禁忌——十九畏

十九畏最早見於明朝劉純《醫經小學》，列述了九組十九味相反藥，即硫黃畏朴硝，水銀畏砒霜，狼毒畏密陀僧，巴豆畏牽牛，丁香畏鬱金，川烏、草烏畏犀角，牙硝畏三棱，官桂畏石脂，人蔘畏五靈脂。

十九畏藥歌

石硫黃，火中精，遇朴硝，便相爭；

紅白砒，忌水銀；山狼毒，怕陀僧；

川巴豆，毒烈性，黑白醜，難順情；

公母丁，忌鬱金；芒朴硝，懼山棱；

川草烏，不順犀；五靈脂，畏人蔘；

官桂類，治冷功，逢石脂，不協同；

凡修合，看順逆，炮製用，莫相依。

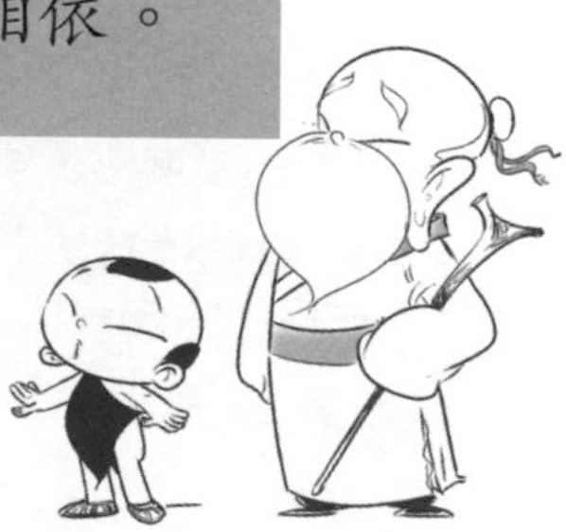

中藥的用藥禁忌

證候禁忌

證候禁忌，指某種藥物對某些病證有害而應予以禁忌。藥物的藥性不同，其作用各有一定的適應範圍和專長，在應用時應有所禁忌。除極少數藥性平和的藥物外，一般藥物多有證候禁忌。

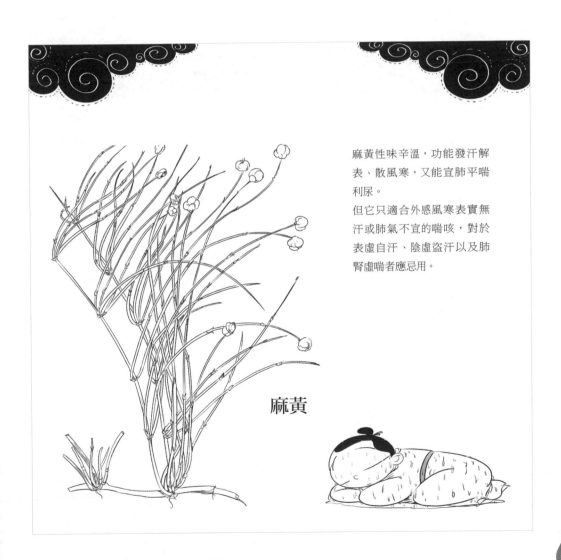

麻黃性味辛溫，功能發汗解表、散風寒，又能宣肺平喘利尿。
但它只適合外感風寒表實無汗或肺氣不宣的喘咳，對於表虛自汗、陰虛盜汗以及肺腎虛喘者應忌用。

麻黃

中藥的用藥禁忌

妊娠禁忌

有些藥物具有損害胎元、導致流產等毒副作用，應為婦女妊娠期治療的禁用藥。根據藥物對胎元及母體損害程度的不同，可分為禁用與慎用兩類。

禁用藥

多屬於毒性較強或藥性猛烈的藥物，一般不能使用。

如巴豆、商陸、千金子、芫花、雄黃、砒霜、鉛丹、硫黃、硇砂、烏頭、附子、關白附、乾漆、水蛭、虻蟲、麝香等。

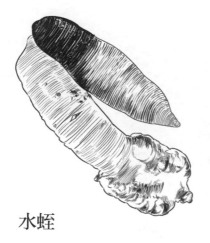

水蛭

慎用藥

多屬於通經祛瘀、破滯行氣、滲洩滑利、辛熱燥烈、鎮降或湧吐類藥物，應盡量避免應用，必要時須酌情使用。

如當歸尾、蘇木、桃仁、紅花、蒲黃、五靈脂、沒藥、牡丹皮、穿山甲、王不留行、馬鞭草、皂角刺、劉寄奴、三棱、莪術，大黃、芒硝、鬱李仁、枳實、厚朴、檳榔、鬱金、瞿麥、白茅根、木通、通草、薏苡仁、滑石、葶藶子，乾薑、肉桂、半夏、天南星、皂莢、代赭石、牛黃、瓜蒂、膽礬、槐花、蟬衣等。

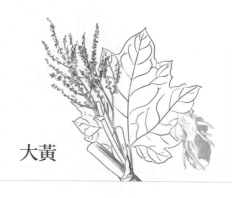

大黃

服藥的飲食禁忌

服藥的飲食禁忌指服藥期間應禁忌某些食物，即常說的「食忌、忌口」。藥食同源，食物除了能為機體增加能量和營養外，還有一定的療病去疾作用，也可能會與藥物發生拮抗，所以服藥期間尤應注意飲食禁忌，以免抵消藥物的治療作用或使病情惡化。

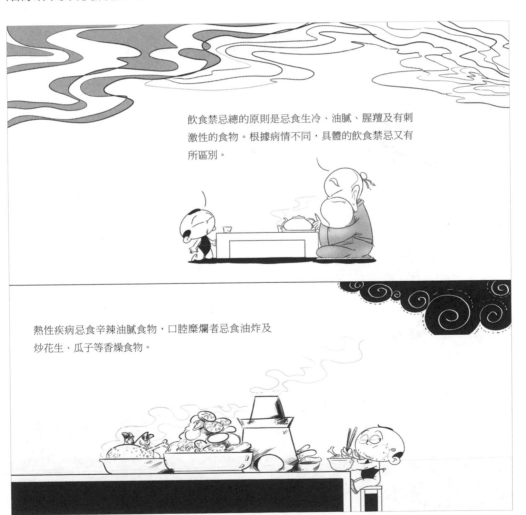

飲食禁忌總的原則是忌食生冷、油膩、腥羶及有刺激性的食物。根據病情不同，具體的飲食禁忌又有所區別。

熱性疾病忌食辛辣油膩食物，口腔糜爛者忌食油炸及炒花生、瓜子等香燥食物。

中藥的劑量

何謂中藥的劑量

中藥的劑量是指臨床用藥時的分量。它主要指明了每味藥的成人一日量,其次指方劑中每味藥之間的比較分量,即相對劑量。

中藥的劑量

中藥的劑量一般包括重量(如若干兩、若干錢)、數量(如幾隻、幾片)、容量(如若干湯匙、若干毫升)等。

重量

數量

容量

中草藥的劑量得當與否直接影響到其療效。

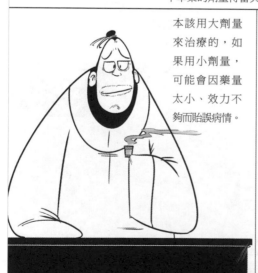

本該用大劑量來治療的,如果用小劑量,可能會因藥量太小、效力不夠而貽誤病情。

本應該用小劑量的,卻用了大量藥物,可能會因用藥過量而傷害人體正氣。

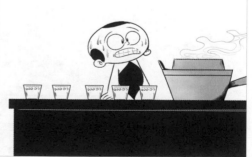

中藥的劑量

與用藥劑量相關的三要素

在一首處方中，中藥的劑量直接影響到方劑的功能與適應範圍，因此對待中藥的用量應該非常慎重。一般來說，確定藥物劑量時，應該從藥物的性質，方劑的劑型、配伍，病人的年齡、體質、病情等三個方面來考慮。

藥物的性質對劑量的影響
質地較輕或易煎出的藥物（如花、葉類藥）用量不宜過大。

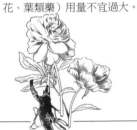

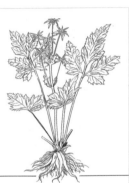

些，乾燥的應較少些。過於苦寒的藥物，多用會損傷腸胃，劑量不宜過大，也不宜久服。

質重或不易煎出的藥物（如礦物、貝殼類藥）用量應較大。
新鮮藥物含有水分，用量可較大

劑型、配伍對劑量的影響
同樣的藥物，入湯劑的比丸、散劑的用量要大一些。

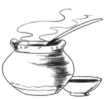

復方應用時比單味藥用量要小一些。

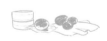 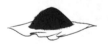

成人和體質較好的病人，用藥量可適當大些。
兒童及體弱患者，劑量宜酌減。病情輕者，不宜用重劑。

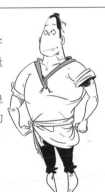

病人年齡、體質、病情對劑量的影響

病情較重者，劑量可適當增加。

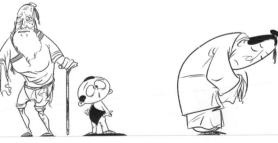

中藥的應用

111

中藥的劑量

現代臨床處方的一般用量

現代臨床處方中藥物的用量是遵循一定規律的，質地的輕重、乾與濕、毒性大小、藥物形態都會影響到藥物的用量。

一般藥物

乾燥藥物 1～3 錢（如麻黃）。

新鮮藥物 1～2 兩（如鮮茅根）。

質地較輕的藥物 3～5 分（如燈心草等）或 1～5 分（如薄荷葉等）。

質地較重的藥物 3～5 錢（如熟地黃）或 1～2 兩（如石膏等）。

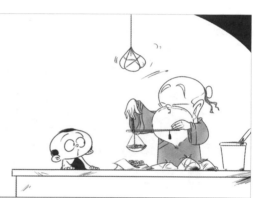

有毒藥物

毒性較小的用 2 厘～1 分（如雄黃）。

毒性較大的用 1～2 毫（如砒霜）。

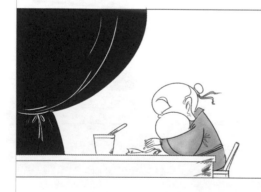

其他用量

1 支（如蘆根）、1 條（如壁虎）、3～5 隻（如蔥白）、3～5 片（如生薑）、1 角（即 1/4 張，如荷葉）、1 紮（如燈心草）、數滴（如生薑汁）、10～20 毫升（如竹瀝）等。

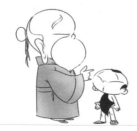

* 錢：我國傳統 16 進制的「市制」重量單位。舊制 1 斤 16 兩與公制計量單位換算率如下，1 斤（16 兩）=0.5 千克 =500 克；1 市兩 =31.25 克；1 市錢 =3.125 克；1 市分 =0.3125 克；1 市厘 =0.03125 克。

中藥的服用法

甚麼是中藥的服用法

中藥的服用法包括中藥的內服法和外用法。外用法一般用於外科、傷科、針灸科以及眼、耳、口腔等疾病，常用的方法有灸法、敷藥法、洗浴法、吹喉法、點眼法、溫燙法、坐藥法等。

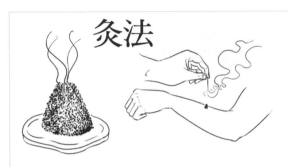

灸法

應用高溫（主要是艾藥等燃燒後產生的溫熱）或低溫，或者以某些材料（對皮膚有刺激作用的藥物等）直接接觸皮膚表面後產生的刺激，作用於人體穴位或特定部位，從而達到預防或治療疾病的一種療法。

敷藥法

將新鮮中草藥切碎、搗爛，或將中藥末加輔形劑調勻成糊狀，敷於患處、穴位的方法。通過敷藥法可達到舒筋活絡、祛瘀生新、消腫止痛、清熱解毒、拔毒的目的。

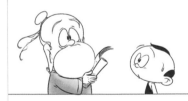

坐藥法

將藥物塞入陰道、肛門內或直接坐在藥物上治療疾病的一種方法。

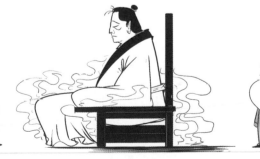

內服法主要指湯劑的煎煮及不同劑型的服用方法。中藥的湯、丸、散、膏、露、酒等劑型適用範圍比較廣，其中湯劑應用最廣，對藥物的功效、病情需要都有重要影響。

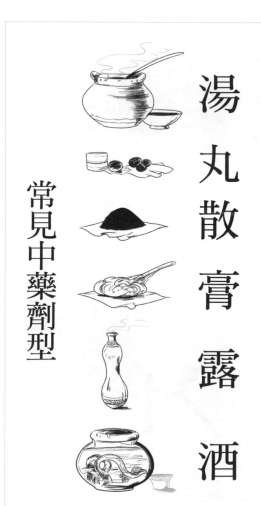

常見中藥劑型

湯 丸 散 膏 露 酒

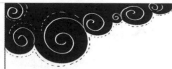

湯劑
自從商代伊尹創製湯液以來，湯劑一直是中藥當中最常用的劑型之一。湯劑的用法包括煎煮法和服藥法。

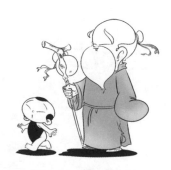

湯劑煎煮法──煎藥用具、用水

煎製湯劑對煎具、用水、火候、煮法都有一定的要求。

煎藥的用具以砂鍋、瓦罐為好。煎藥的用水則要考慮水質、浸泡時間和用水量。

以砂鍋、瓦罐為佳,搪瓷缸、搪瓷罐次之,忌用鐵鍋、銅鍋,以免藥物發生化學變化,影響藥效。

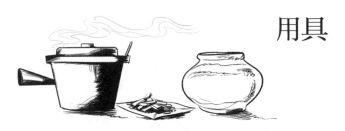

用具

煎藥的用水以清淨而無雜質的河水、井水以及自來水為宜。

用水

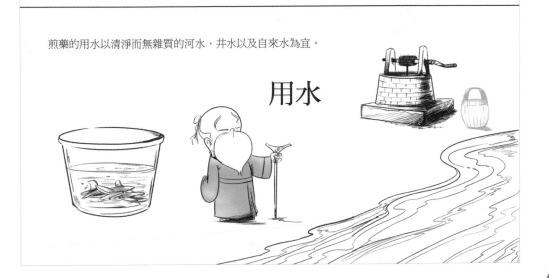

湯劑煎煮法──煎藥火候

煎藥的火候有文、武火之分。文火指使溫度上升及水液蒸發緩慢的火候。武火指使溫度上升及水液蒸發迅速的火候，又稱「急火」。煎藥的火候要根據藥物的性質而定。

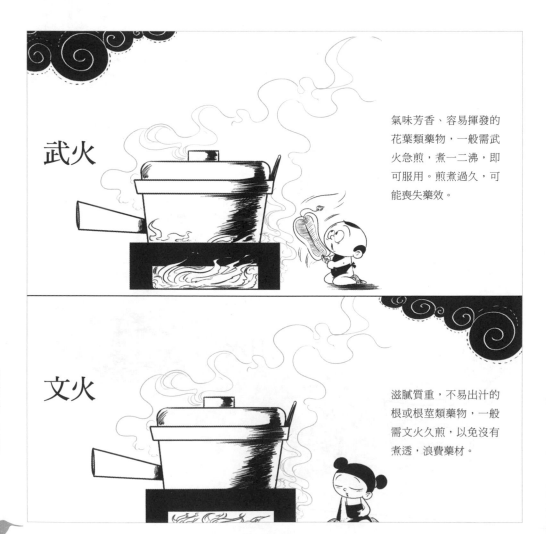

武火

氣味芳香、容易揮發的花葉類藥物，一般需武火急煎，煮一二沸，即可服用。煎煮過久，可能喪失藥效。

文火

滋膩質重，不易出汁的根或根莖類藥物，一般需文火久煎，以免沒有煮透，浪費藥材。

中藥的服用法

湯劑煎煮法──煎藥方法 1

通常，煎藥前要將藥物進行侵泡，一般中藥需煎煮兩次，將兩次煎得的藥液混合，分兩次服用。煎煮的火候和時間要因藥物的性質而定。

煎藥前，為了更好地發揮藥性，最好先將藥材浸泡 30～60 分鐘，以冷水淹沒藥物並略高些為宜。

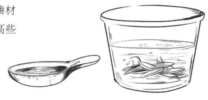

一般中藥煎煮兩次，第二煎加水量是第一煎的 1/3～1/2。

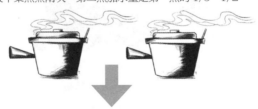

兩次煎液濾渣混合後分兩次服用。

煎煮的火候和時間要根據藥物性質而定。
一般藥物煎煮 15～20 分鐘。清熱藥、解表藥宜使用武火煎煮，時間不宜長，煮沸後煎 3～5 分鐘即可。
補養藥宜用文火慢慢煎煮，時間宜長，煮沸後再續煎 30～60 分鐘。

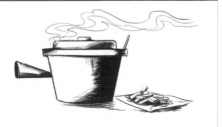

湯劑煎煮法──煎藥方法2

藥物的質地不同，煎法上也比較特殊，主要分為先煎、後下、包煎、另煎、溶化、泡服、沖服、煎湯代水等不同的煎煮法。一些礦石、貝殼類藥物應採用「先煎」，而一些含揮發油的芳香藥物則應「後下」。

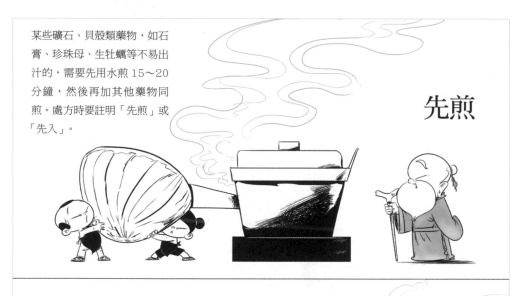

某些礦石、貝殼類藥物，如石膏、珍珠母、生牡蠣等不易出汁的，需要先用水煎15～20分鐘，然後再加其他藥物同煎。處方時要註明「先煎」或「先入」。

先煎

後下

一些含揮發油的芳香藥物，如砂仁、薄荷等久煎容易喪失藥效的，就應該在其他藥物將要煎好時，再放入煎一二沸。處方時要註明「後下」或「後入」。

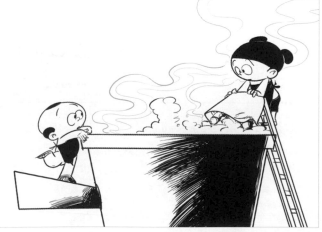

中藥的服用法

湯劑煎煮法——煎藥方法3

顆粒小的種子類藥物應「包煎」，有些貴重藥物需「另煎」，有些膠類藥物或黏性大、易溶的藥物則可「溶化」服用。

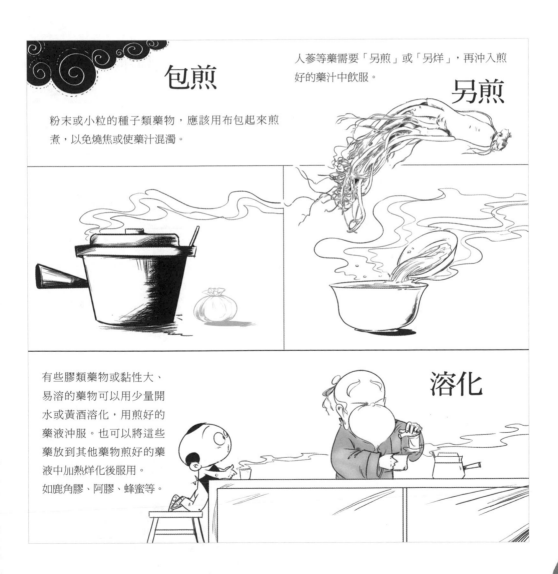

包煎

粉末或小粒的種子類藥物，應該用布包起來煎煮，以免燒焦或使藥汁混濁。

另煎

人蔘等藥需要「另煎」或「另炖」，再沖入煎好的藥汁中飲服。

溶化

有些膠類藥物或黏性大、易溶的藥物可以用少量開水或黃酒溶化，用煎好的藥液沖服。也可以將這些藥放到其他藥物煎好的藥液中加熱烊化後服用。如鹿角膠、阿膠、蜂蜜等。

中藥的應用

119

湯劑煎煮法──煎藥方法4

有些藥物不宜久煎，可以用水或藥液「泡服」；有些藥物因為特殊需要適宜製成散劑「沖服」；有些藥物為了取其清液而需要「煎湯代水」服用。

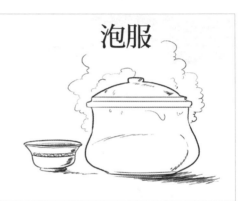

泡服

又叫焗服，一些藥物的有效成分易溶於水或久煎易破壞藥效，可用少量開水或方中其他藥物的煎出液趁熱浸泡，加蓋悶潤，30分鐘後去渣服用，如藏紅花、胖大海等。

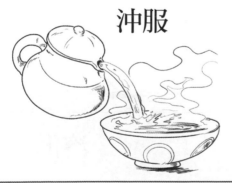

沖服

貴重藥物，如人蔘、鹿茸，用量較輕，為防止散失常製成散劑，用溫開水沖服。

三七、全蠍、烏賊骨等藥物，為了提高其藥效，要研成散劑沖服。

一些液體藥物，如竹瀝汁、荸薺汁、鮮地黃汁等也需沖服。

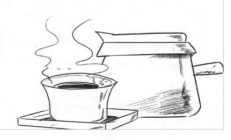

煎湯代水

有些藥物需取澄清藥液服用，煎煮時應先煎後取其上清液代水服用，如灶心土。

某些藥物質輕用量多，體積大，吸水量大，也需煎湯代水服用，如玉米鬚、絲瓜絡等。

中藥的服用法

湯劑服法──服藥劑量

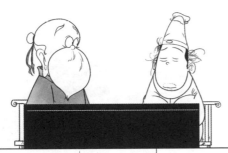

通常的藥物，一般每天 1 劑。
病情嚴重者，如急性病發高熱等，可每天服 2 劑。
慢性疾病，也可 1 劑分 2 天服用，或隔 1 天服 1 劑。

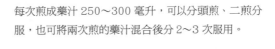

每次煎成藥汁 250～300 毫升，可以分頭煎、二煎分服，也可將兩次煎的藥汁混合後分 2～3 次服用。

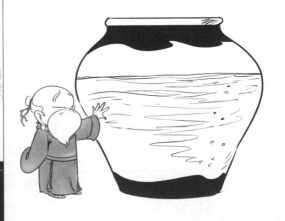

每劑藥物一般煎 2 次，有些補藥也可以煎 3 次。

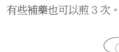

湯劑服法——服藥時間

一般每天服藥 2 次，上午 1 次、下午 1 次，或下午 1 次、臨睡前 1 次，在吃飯後 2 小時左右服用較好。*

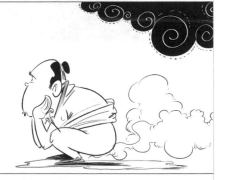

驅蟲藥最好在清晨空腹時服用。

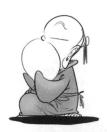

治療急性病症隨時可服，不要拘泥規定時間。

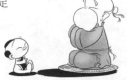

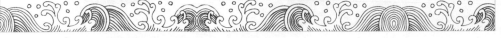

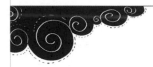
* 此處所述的服藥法，除通用的原則外，還要根據病情靈活處理。

中藥的服用法

湯劑服法──服藥的冷熱

一般應該在藥液溫而不涼的時候飲服。

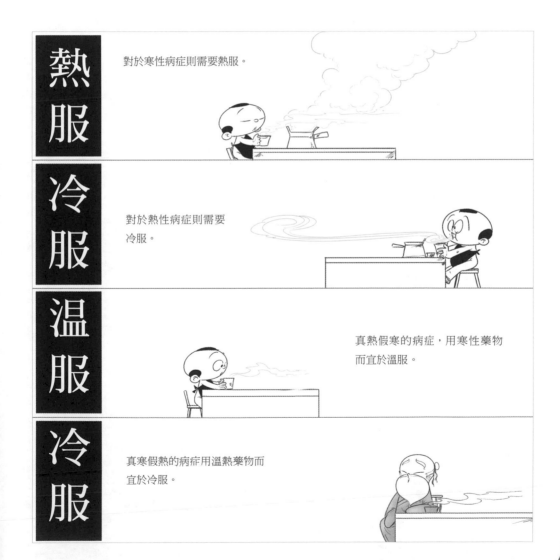

熱服 對於寒性病症則需要熱服。

冷服 對於熱性病症則需要冷服。

溫服 真熱假寒的病症，用寒性藥物而宜於溫服。

冷服 真寒假熱的病症用溫熱藥物而宜於冷服。

中藥的服用法

其他劑型的服法

除湯劑外，常用的中藥劑型還有丸劑、散劑、粉劑、膏劑、沖劑、糖漿等劑型，這些劑型的服法都比較容易操作。

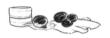

丸劑　顆粒較小的可直接用溫開水送服；大蜜丸，可以分成小粒吞服，水丸質硬者，可用開水溶化後服用。

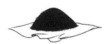

散劑、粉劑　可用蜂蜜調和送服，或裝入膠囊中吞服，避免直接吞服而刺激咽喉。

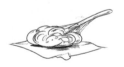

膏劑　用開水沖服，不要直接倒入口中吞嚥，以免粘喉引起嘔吐。

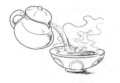

沖劑　用開水沖服。

糖漿劑　直接吞服。

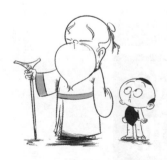

附：中藥命名

命名規律

一般來說，中藥的命名規律，可歸為以下幾個方面：以產地命名，以藥物功能命名，以顏色命名，以氣味命名，以形態特徵命名，以藥用部位命名，以生長採集期限命名，以人名命名，以加工後類型命名。

中藥的命名規律是歷代醫藥家經過長期的診療和採藥實踐，逐步積累、總結提煉出來的。

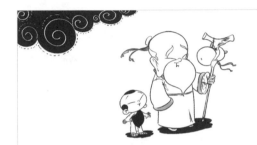

產　地	藥用部位
藥物功能	生長採集期限
顏　色	人　名
氣　味	
形態特徵	加工後類型

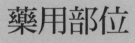
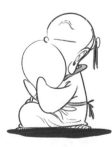

附:中藥命名

命名規律舉例

中藥的命名關係到許多方面，有的是為了突出藥物的形態、顏色、氣味等特

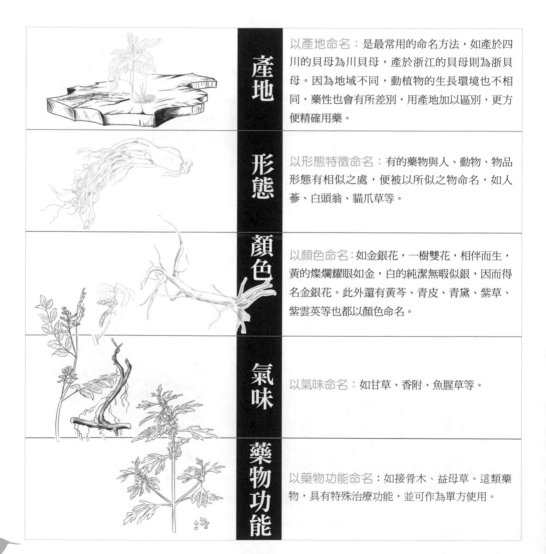

產地 以產地命名：是最常用的命名方法，如產於四川的貝母為川貝母，產於浙江的貝母則為浙貝母。因為地域不同，動植物的生長環境也不相同，藥性也會有所差別，用產地加以區別，更方便精確用藥。

形態 以形態特徵命名：有的藥物與人、動物、物品形態有相似之處，便被以所似之物命名，如人蔘、白頭翁、貓爪草等。

顏色 以顏色命名：如金銀花，一樹雙花，相伴而生，黃的燦爛耀眼如金，白的純潔無瑕似銀，因而得名金銀花。此外還有黃芩、青皮、青黛、紫草、紫雲英等也都以顏色命名。

氣味 以氣味命名：如甘草、香附、魚腥草等。

藥物功能 以藥物功能命名：如接骨木、益母草。這類藥物，具有特殊治療功能，並可作為單方使用。

徵，有的側重入藥的部位、藥物功能、加工形態等，有的則抓住藥物的生長特點，但總之都是為了突出藥物的特點，使其好認，好記，方便運用。

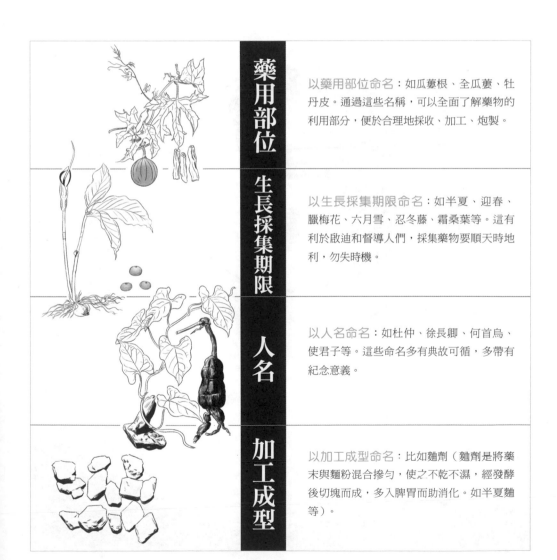

藥用部位

以藥用部位命名：如瓜蔞根、全瓜蔞、牡丹皮。通過這些名稱，可以全面了解藥物的利用部分，便於合理地採收、加工、炮製。

生長採集期限

以生長採集期限命名：如半夏、迎春、臘梅花、六月雪、忍冬藤、霜桑葉等。這有利於啟迪和督導人們，採集藥物要順天時地利，勿失時機。

人名

以人名命名：如杜仲、徐長卿、何首烏、使君子等。這些命名多有典故可循，多帶有紀念意義。

加工成型

以加工成型命名：比如麴劑（麴劑是將藥末與麵粉混合摻勻，使之不乾不濕，經發酵後切塊而成，多入脾胃而助消化。如半夏麴等）。

附：古代兩大中藥分類法

自然屬性分類法與功能分類法

中藥的來源複雜，品種繁多，為了便於檢索、研究和運用，古代的醫學家採用了多種分類法對中藥進行分類區別。最主要的分類法為自然屬性分類法和功能分類法。

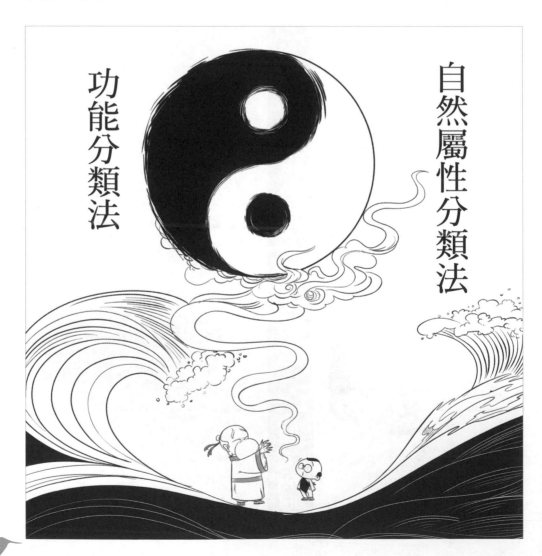

自然屬性分類法

自然屬性分類法就是以中藥的來源和性質作為依據的分類方法。此法便於掌握同一類藥物在藥性、配伍、禁忌等方面的共性，利於同類藥物間按作用的強弱、作用部位的異同分組類比，便於確切掌握藥性的異同，指導用藥。

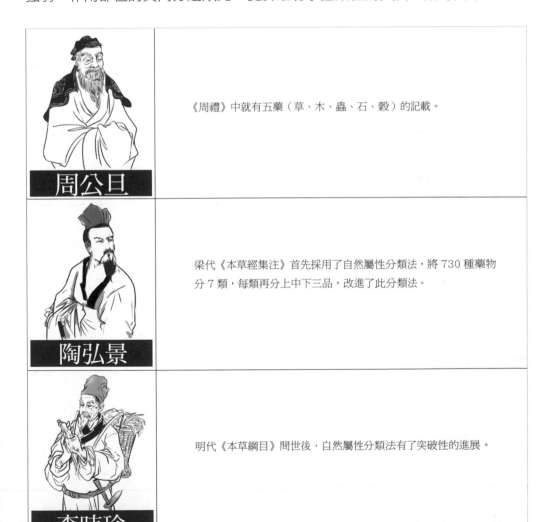

周公旦	《周禮》中就有五藥（草、木、蟲、石、穀）的記載。
陶弘景	梁代《本草經集注》首先採用了自然屬性分類法，將 730 種藥物分 7 類，每類再分上中下三品，改進了此分類法。
李時珍	明代《本草綱目》問世後，自然屬性分類法有了突破性的進展。

附：古代兩大中藥分類法

功能分類法

功能分類法是以中藥的功用為依據的分類方法。由於這種分類法有利於醫家掌握中藥性能，所以被歷代中醫所習用。

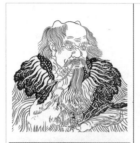

《神農本草經》

《神農本草經》
首創中藥功能分類法。
將書中的藥物分為上、中、下三品，上品養命不傷人，中品補虛治病，下品治病但不可久服。

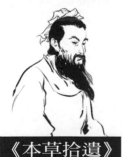

《本草拾遺》

唐·陳藏器《本草拾遺》
按藥物的功用提出了十劑分類法，極大發展了功能分類法。
十劑分類法：宣法、通法、補法、瀉法、燥法、濕法、滑法、澀法、輕法、重法。

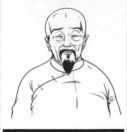

《本草求真》

清·黃宮繡《本草求真》
標誌著功能分類法的完善。
書中將藥物分為補劑、收劑、散劑、瀉劑、血劑、雜劑、食物等七類。各類中再加以細分。

藥物分說

為了區分和使用方便，人們按照中藥的功能對中藥進行了分類。比較常見的中藥類別有：解表藥、清熱藥、瀉下藥、祛風濕藥、化濕藥、利水滲濕藥、溫裡藥、理氣藥、消食藥、驅蟲藥、止血藥、活血化瘀藥、化痰止咳平喘藥、止咳平喘藥、安神藥、平肝息風藥、開竅藥、補虛藥、收澀藥等。

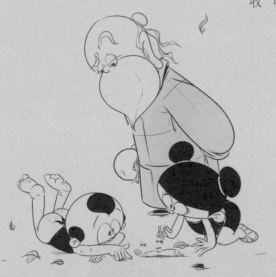

解表藥

解表藥，又稱發表藥，是以發散表邪、治療表證為主的藥物。解表藥可分溫性和涼性兩種，即辛溫解表藥和辛涼解表藥。

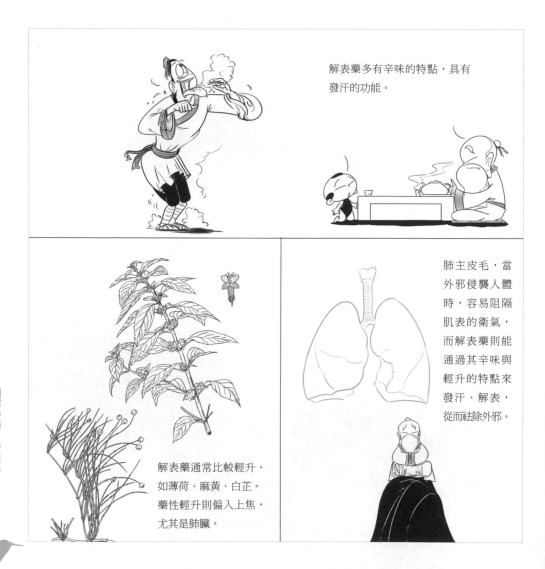

解表藥多有辛味的特點，具有發汗的功能。

肺主皮毛，當外邪侵襲人體時，容易阻隔肌表的衛氣，而解表藥則能通過其辛味與輕升的特點來發汗、解表，從而祛除外邪。

解表藥通常比較輕升，如薄荷、麻黃、白芷。藥性輕升則偏入上焦，尤其是肺臟。

解表藥

辛溫解表藥

辛溫解表藥指性味辛溫，發散風寒，發汗作用較強，用於治療感冒風寒的藥物，又稱發散風寒藥。代表中藥如桂枝、紫蘇等。

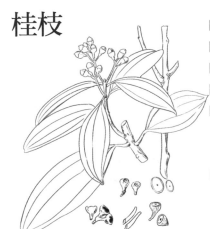

桂枝

【藥 用 部 分】　樟科植物菌桂的細枝。

【性味與歸經】　辛、甘，溫。入心、肺、膀胱經。

【功　　　效】　發汗解表，溫通經脈，通陽化氣。

【處 方 用 名】　桂枝、川桂枝（洗淨，曬乾，切碎用）。

【方 劑 舉 例】　桂枝湯（《傷寒論》）：桂枝、芍藥、甘草、生薑、大棗。治外感風寒、頭痛發熱、汗出惡風、口不渴等。

【注　　　意】　桂枝性溫助熱，易傷陰、動血，在治療溫熱病、陰虛火旺及出血症時，不宜應用。如月經過多者慎用。

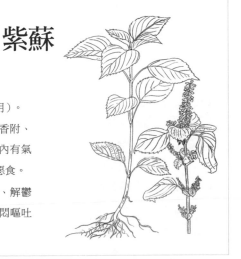

紫蘇

【藥 用 部 分】　唇形科植物紫蘇的莖葉。

【性味與歸經】　辛、溫。入肺、脾經。

【功　　　效】　發汗解表，行氣寬中，解魚蟹毒。

【處 方 用 名】　紫蘇、紫蘇葉（洗淨，曬乾，切碎用）。

【方 劑 舉 例】　香蘇散（《太平惠民和劑局方》）：香附、紫蘇、陳皮、甘草。治外感風寒、內有氣滯、頭痛、無汗、胸膈滿悶、噫氣惡食。

【注　　　意】　紫蘇既能發汗散寒，又能行氣寬中、解鬱止嘔，故適用於風寒表症而兼見胸悶嘔吐的症狀。

藥物分說

辛涼解表藥

辛涼解表藥指性味辛涼，發散風熱，發汗作用較為緩和，用於風熱表證的藥物，又稱發散風熱藥。代表中藥為牛蒡子、蟬蛻等。

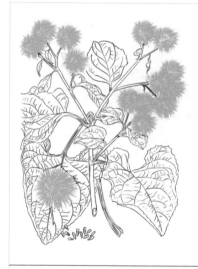

牛蒡子

【藥用部分】 本品為菊科植物牛蒡的成熟果實。

【性味與歸經】 辛、苦，寒。入肺、胃經。

【功　　效】 疏散風熱，祛痰止咳，清熱解毒。

【處方用名】 牛蒡子、大力子、鼠粘子、熟牛蒡、炒牛蒡（炒微焦用）。

【方劑舉例】 牛蒡湯（《證治準繩》）：牛蒡子、大黃、防風、薄荷葉、荊芥穗、甘草。治咽喉腫痛、丹毒。

【注　　意】 牛蒡子性寒滑利，脾虛腹瀉者忌用；癰疽已潰、膿水清稀者也不宜應用。

【藥用部分】 蟬科昆蟲黑蚱等的幼蟲羽化後所脫落的皮殼。

蟬蛻

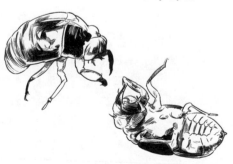

【性味與歸經】 甘，寒。入肺、肝經。

【功　　效】 散風熱，利咽喉，退目翳，定驚癇。

【處方用名】 蟬蛻、蟬退、蟬衣、淨蟬衣（均洗淨、生用）。

【方劑舉例】 蟬蛻散（《沈氏尊生書》）：蟬蛻、薄荷。治感冒風熱、皮膚瘙癢等症。

清熱藥

清熱藥，是以清解裡熱、治療裡熱證為主要作用的藥物。清熱藥可以分為清熱瀉火藥、清熱燥濕藥、清熱解毒藥、清熱涼血藥、清虛熱藥。

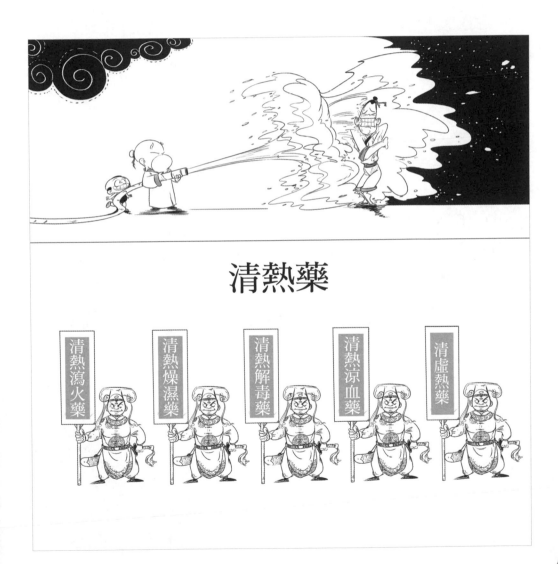

清熱藥

清熱瀉火藥

能清氣分熱，對氣分實熱證有瀉火洩熱作用的藥物稱為清熱瀉火藥。知母、蘆根是具代表性的清熱瀉火藥。

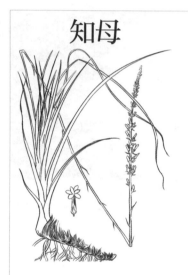

知母

【藥用部分】	百合科植物知母的根莖。
【性味與歸經】	苦，寒。入肺、胃、腎經。
【功　　效】	清熱瀉火，滋腎潤燥。
【處方用名】	肥知母、知母（生用，瀉火之力較強）、炒知母（炒用，瀉火之力稍緩和）、鹽水炒知母（滋陰退虛熱作用較佳）。
【方劑舉例】	知柏地黃丸（《醫宗金鑒》）：知母、黃柏、地黃、牡丹皮、山茱萸、山藥、澤瀉、茯苓。治陰虛火旺，骨蒸潮熱，多夢遺精。
【注　　意】	本品能潤燥滑腸，脾虛便溏者不宜使用。

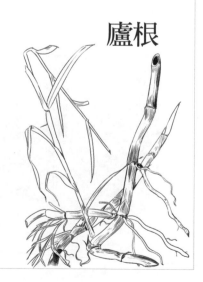

蘆根

【藥用部分】	禾本科植物蘆葦的根莖。
【性味與歸經】	甘，寒。入肺、胃經。
【功　　效】	清肺胃熱，生津止渴。
【處方用名】	鮮蘆根、活蘆根（用新鮮者，用時去節）、乾蘆根（曬乾用，作用較遜）。
【方劑舉例】	葦莖湯（《千金方》）：葦莖、薏苡仁、桃仁、瓜瓣。治肺癰發熱咳嗽，痰多帶血且有腥臭味。

清熱燥濕藥

藥性寒涼，偏於苦燥，有清熱化濕的作用，用於濕熱證的藥物稱為清熱燥濕藥。黃芩、黃柏是清熱燥濕藥的代表。

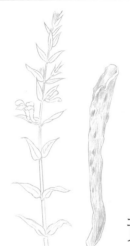

【藥用部分】 唇形科植物黃芩的根。

【性味與歸經】 苦，寒。入心、肺、膽、大腸、小腸經。

【功　　效】 清熱燥濕，瀉火解毒，安胎。

【處方用名】 黃芩、淡黃芩、淡芩、子芩（生用，清熱瀉火）、炒黃芩（炒用，減弱寒性，用於安胎）、酒炒黃芩、酒芩（酒炒用，清上焦濕熱）、黃芩炭（炒至黑色，用於止血）。

【方劑舉例】 黃芩滑石湯（《溫病條辨》）：黃芩、滑石、豆蔻、通草、豬苓、茯苓、大腹皮。治濕溫身熱。

黃芩

黃柏

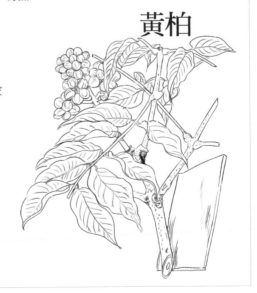

【藥用部分】 雲香科植物黃柏或黃皮除去外皮的樹皮。

【性味與歸經】 苦，寒。入腎、膀胱、大腸經。

【功　　效】 清熱燥濕，瀉火解毒，清虛熱。

【處方用名】 川柏、川黃柏（生用，瀉實火）、鹽水炒黃柏（鹽水炒，清虛熱，瀉腎火）。

【方劑舉例】 梔子柏皮湯（《傷寒論》）：黃柏、梔子、甘草。治傷寒身黃發熱。

清熱解毒藥

清熱解毒藥，是指有清熱解毒作用，常用於治療各種熱毒病症的藥物。連翹、馬齒莧是常見的清熱解毒藥。

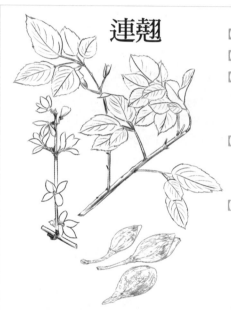

連翹

【藥用部分】 木犀科植物連翹的果實。

【性味與歸經】 苦，微寒。入心、膽經。

【功　　　效】 清熱解毒。用於外感風熱或溫病初起，或熱病有高熱、煩躁、口渴、發疹等症，用於瘡瘍腫毒。

【處方用名】 連翹、連翹殼、連喬（生用，清熱解毒）、朱砂拌連翹（清心安神，治熱病煩燥不安）。

【方劑舉例】 連翹解毒湯（《瘍醫大全》）：連翹、牡丹皮、牛膝、天花粉、木瓜、桃仁、金銀花、薏苡仁、甘草、白僵蠶。治腋窩瘡。

馬齒莧

【藥用部分】 馬齒莧科植物馬齒莧的全草。

【性味與歸經】 酸，寒。入心、大腸經。

【功　　　效】 清熱解毒，涼血治痢。

【處方用名】 馬齒莧（洗淨，曬乾，切碎用）。

【注　　　意】 馬齒莧是治療細菌性痢疾的要藥，亦可治療百日咳、肺結核性疾病。新鮮者藥效佳。馬齒莧為藥蔬兩用植物。

清熱藥

清熱涼血藥

專入血分，能清血分熱，對血分實熱證有涼血清熱作用的藥物稱為清熱涼血藥。鮮生地黃、玄蔘都是具代表性的清熱涼血藥。

鮮生地黃

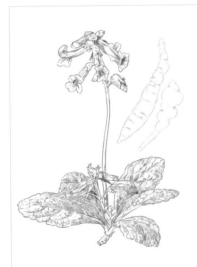

【藥 用 部 分】 玄蔘科植物地黃的新鮮塊根。
【性味與歸經】 甘、苦，寒。入心、肝、腎經。
【功　　　效】 清熱涼血，生津。
【處 方 用 名】 鮮生地（新鮮者，洗淨用）。
【方 劑 舉 例】 地黃煎（《證治準繩》）：生地黃汁、
　　　　　　　　生門冬汁、白沙蜜酥。治小兒壯熱
　　　　　　　　心煩、夜臥不安。

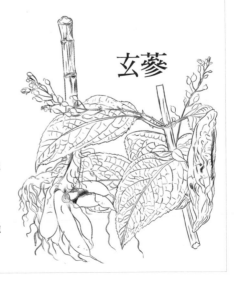

玄蔘

【藥 用 部 分】 玄蔘科植物玄蔘的根。
【性味與歸經】 苦、鹹，寒。入脾、胃、腎經。
【功　　　效】 清熱滋陰，瀉火解毒。
【處 方 用 名】 元蔘、玄蔘、烏元蔘、黑玄蔘（洗
　　　　　　　　淨，曬乾，切片用）。
【方 劑 舉 例】 玄蔘解毒湯（《外科正宗》）：玄蔘、
　　　　　　　　梔子、黃芩、荊芥、桔梗、生地
　　　　　　　　黃、葛根、甘草。治咽喉腫痛。

清熱藥

清虛熱藥

能清虛熱，退骨蒸，用於午後潮熱、低熱不退等症的藥物稱為清虛熱藥。青蒿、地骨皮是常用清虛熱藥。

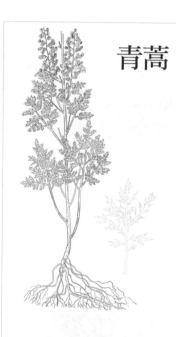

青蒿

【藥用部分】 菊科植物青蒿或牡蒿或其他同屬植物的地上部分。

【性味與歸經】 苦，寒。入肝、膽經。

【功　　效】 清熱解暑，退虛熱。

【處方用名】 青蒿、香青蒿（洗淨，曬乾，切碎用）。

【方劑舉例】 清骨散（《證治準繩》）：青蒿、地骨皮、銀柴胡、胡黃連、秦艽、鱉甲、知母、甘草。治骨蒸勞熱。

地骨皮

【藥用部分】 茄科植物寧夏枸杞及枸杞的根皮。

【性味與歸經】 甘、淡，寒。入肺、腎經。

【功　　效】 清熱涼血，退虛熱。

【處方用名】 地骨皮（洗淨，曬乾，切碎用）。

【方劑舉例】 瀉肺散（原名瀉白散）（《小兒藥證直訣》）：地骨皮、桑白皮、粳米、甘草。治肺火鬱結、氣急喘咳、煩躁，舌絳。

圖解中醫　中藥篇

瀉下藥

瀉下藥，指能攻積、逐水，引起腹瀉或潤滑大腸、促進排便的藥物。瀉下藥主要功用：通利大便，排除宿便或燥屎；清熱瀉火，清瀉實熱；逐水退腫，使水邪從大小便排出，從而消腫。根據瀉下作用的不同，瀉下藥可分攻下藥、潤下藥和峻下逐水藥。

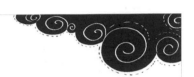

攻下藥和峻下逐水藥
藥效猛烈，雖然起效迅速，但易損傷正氣，對久病不癒、正氣虛弱者，年老體弱以及婦女胎前產後、月經期等均應慎用或禁用。

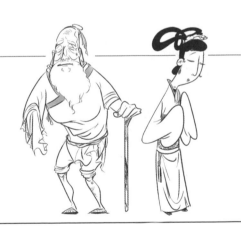

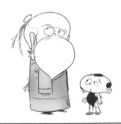

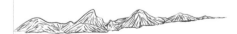

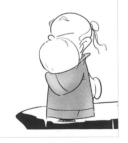

潤下藥
作用較緩和，能滑潤大腸而解除排便困難，且不致引起大瀉，故對老年虛弱患者以及婦女胎前產後等由於血虛或津液不足導致的腸燥便秘，均可應用。

藥物分說

瀉下藥

攻下藥

攻下藥多味苦性寒，既能通便，又能瀉火，適用於大便燥結、宿食停積、實熱壅滯等症。攻下藥藥效猛烈，易傷正氣，久病且正氣虛弱者、年老體弱以及婦女胎前產後、月經期等均應慎用或禁用。

大黃

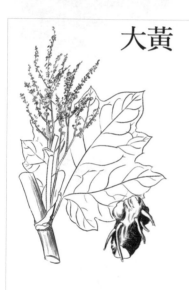

【藥 用 部 分】 蓼科植物掌葉大黃或藥大黃的根莖。

【性味與歸經】 苦，寒。入脾、胃、大腸、心包、肝經。

【功　　　效】 攻積導滯，瀉火涼血，行瘀通經。

【處 方 用 名】 生軍、生川軍、生錦紋、生大黃、酒川軍、酒洗大黃等。

【方 劑 舉 例】 下瘀血湯（《金匱要略》）：大黃、桃仁、土鱉蟲。治產後腹中有瘀血而腹痛者。

【注　　　意】 女性經期、孕期、哺乳期，忌用大黃。

蘆薈

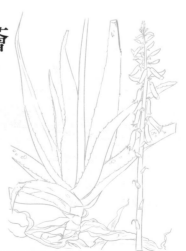

【藥 用 部 分】 百合科植物庫拉索蘆薈草、好望角蘆薈草或同屬其他種植物葉莖切斷後流出的汁液，經濃縮的製成品。

【性味與歸經】 苦，寒。入肝、胃、大腸經。

【功　　　效】 瀉熱通便，殺蟲，涼肝。

【處 方 用 名】 蘆薈、真蘆薈（生用）。

【方 劑 舉 例】 更衣丸（《醫學廣筆記》）：蘆薈、朱砂。治腸中乾燥、便秘。

瀉下藥

潤下藥

潤下藥多為植物的種仁或果仁，富含油脂，具有潤滑作用，使大便易於排出，適用於一切血虛津枯所致的便秘。還可以根據不同病情，適當配伍其他藥，如兼有血虛的人，可配伍補血藥。

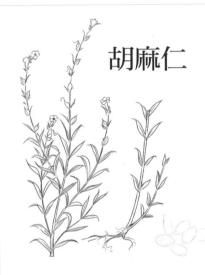

胡麻仁

【藥用部分】 胡麻科植物胡麻的成熟種子。

【性味與歸經】 甘，平。入肺、脾、肝、腎經。

【功　　效】 潤燥滑腸，滋養肝腎。

【方劑舉例】 桑麻丸（《醫方集解》）：桑葉，黑芝麻。治陰虛血燥，頭暈目昏，視物模糊，大便乾結。

蜂蜜

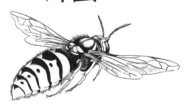

【藥用部分】 蜜蜂科昆蟲中華蜜蜂等釀成的糖類物質。

【性味與歸經】 甘，平。入肺、脾、大腸經。

【功　　效】 滑腸通便，補肺潤中，緩急，解毒。

【處方用名】 蜂蜜、白蜜、煉蜜（即經過熬製，做丸藥時應用）。

瀉下藥

峻下逐水藥

峻下逐水藥藥效峻猛,能引起強烈腹瀉,使大量水分從大小便排出,以達到消除腫脹的目的,適用於水腫、胸腹積水、痰飲結聚、喘滿壅實等症。此類藥物多有毒性,因而對炮製、配伍、劑量、運用方法及禁忌等都必須注意。

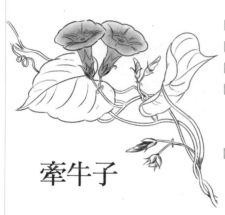

牽牛子

【藥用部分】 旋花科植物牽牛的種子。

【性味與歸經】 苦,寒;有毒。入肺、腎、大腸經。

【功　　效】 瀉水消腫,祛痰逐飲,殺蟲攻積。

【處方用名】 牽牛子、黑醜(黑牽牛子,打碎用)、白牽牛、白醜(配白牽牛子,打碎用)、二醜、黑白醜(配黑、白醜各半)。

【方劑舉例】 牽牛散(《普濟方》):牽牛子、木通、白朮、桑根白皮、木香、肉桂、陳皮。治水氣肢體水腫、大小便澀,上氣喘促。

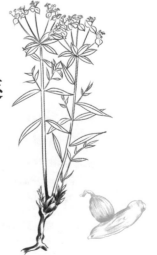

甘遂

【藥用部分】 大戟科植物甘遂的塊根。

【性味與歸經】 苦,寒;有毒。入肺、脾、腎經。

【功　　效】 瀉水逐飲,消腫散結。

【處方用名】 甘遂、煨甘遂、生甘遂(生用時,只作外用,不宜內服)。

【方劑舉例】 控涎丹(《三因方》):甘遂、大戟、白芥子。治飲停胸膈,脅背徹痛。

祛風濕藥

以祛除風濕邪、解除風濕痹症為主要功效的藥物是祛風濕藥。祛風濕藥可分為祛風濕散寒藥、祛風濕清熱藥、祛風濕強筋骨藥。

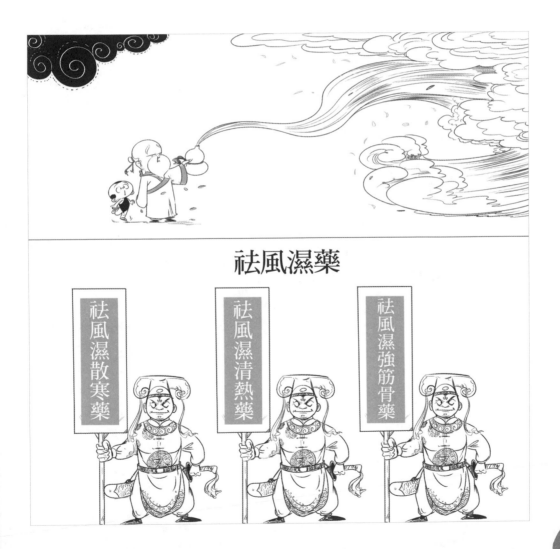

祛風濕散寒藥

祛風濕散寒藥指以舒筋、通絡、通痹、止痛為主要功效,能祛除關節、經絡等處風寒濕邪的藥物。威靈仙是具有代表性的祛風濕散寒藥。

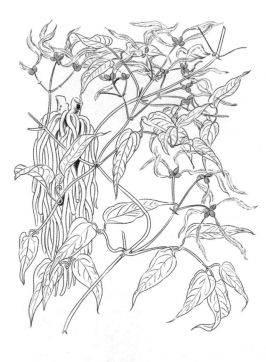

威靈仙

【藥用部分】毛莨科植物威靈仙、棉團鐵線蓮或東北鐵線蓮的根及根莖。

【性　　味】辛、鹹,溫。

【功　　效】祛除風濕,治骨鯁。

【處方用名】威靈仙(洗淨,曬乾,切碎用)。

【歸　　經】歸膀胱經。

【方劑舉例】靈仙除痛飲(《沈氏尊生書》):威靈仙、獨活、白芷、蒼朮、荊芥、防風、赤芍、當歸、川芎、麻黃、葛根、枳實、桔梗、甘草。治風濕痹痛。

祛風濕藥

祛風濕清熱藥

祛風濕清熱藥指以清熱祛風、通絡止痛為主要功效，用於治療風濕熱邪流注於關節經絡所致風濕熱痺證的藥物。秦艽、防己是具代表性的祛風濕清熱藥。

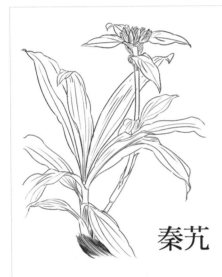

秦艽

【藥用部分】	龍膽科草本植物秦艽、麻黃秦艽、粗莖秦艽或小秦艽的根。
【性味與歸經】	苦、辛，平。歸胃、肝、膽經。
【功　　效】	祛除風濕，退黃疸，除虛熱。
【處方用名】	秦艽、西秦艽、左秦艽（洗淨，曬乾，切片用）。
【方劑舉例】	大秦艽湯（《活法機要》）：秦艽、生地黃、石膏、羌活、防風、白芷、細辛、黃芩、當歸、白芍、川芎、熟地、白朮、茯苓、甘草、獨活。治風濕痺痛，手足不仁。

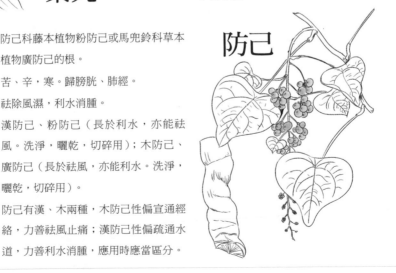

防己

【藥用部分】	防己科藤本植物粉防己或馬兜鈴科草本植物廣防己的根。
【性味與歸經】	苦、辛，寒。歸膀胱、肺經。
【功　　效】	祛除風濕，利水消腫。
【處方用名】	漢防己、粉防己（長於利水，亦能祛風。洗淨，曬乾，切碎用）；木防己、廣防己（長於祛風，亦能利水。洗淨，曬乾，切碎用）。
【注　　意】	防己有漢、木兩種，木防己性偏宜通經絡，力善祛風止痛；漢防己性偏疏通水道，力善利水消腫，應用時應當區分。

祛風濕強筋骨藥

祛風濕強筋骨藥指以祛風濕、強筋骨為主要功效，用以改善或消除風濕痹證日久不癒等證的藥物。五加皮、桑寄生是祛風濕強筋骨藥的代表。

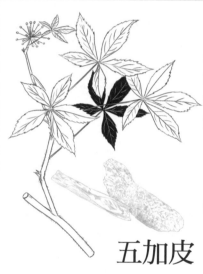

五加皮

【藥用部分】	五加科落葉小灌木細柱五加和無梗五加乾燥的根皮。
【性味與歸經】	辛、苦，溫。歸肝，腎經。
【功　　效】	祛除風濕，補肝腎，強筋骨，利水消腫。
【處方用名】	五加皮、南五加皮（洗淨，曬乾，切碎用）。
【方劑舉例】	五加皮酒（《聖惠方》）：五加皮、熟地黃、丹蔘、杜仲、蛇床子、乾薑、地骨皮、天冬、鐘乳石。治小便餘瀝、婦人陰冷、腰膝時痛及癱瘓拘攣等症。
【注　　意】	五加皮有南、北兩種，南五加皮，補肝腎作用佳；北五加又稱香五加，止痛能力較佳，且有強心之效，可治心源性水腫，但有毒，不宜過量久服。

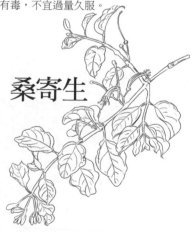

桑寄生

【藥用部分】	桑寄生科小灌木斛寄生的帶葉莖枝。
【性味與歸經】	苦，平。歸肝、腎經。
【功　　效】	祛除風濕，補肝腎，強筋骨，養血安胎。
【處方用名】	桑寄生、寄生、杜寄生、北寄生（洗淨，曬乾，切碎用）。
【方劑舉例】	獨活寄生湯（《千金要方》）：獨活、桑寄生、秦艽、防風、細辛、當歸、白芍、川芎、生地黃、杜仲、牛膝、人蔘、茯苓、甘草、桂心。治肝腎兩虛、風寒濕三氣雜至，痹阻經脈，而致腰膝疼痛，酸軟無力，屈伸不便，喜暖畏冷等症。

化濕藥

化濕藥指具有化除濕濁，醒悅脾胃功能的藥物。化濕藥大多氣味芳香，所以又稱為「芳香化濕藥」；又因化濕藥可以解除濕困脾胃的症狀，所以又稱為「化濕醒脾藥」或「化濕悅脾藥」。砂仁、厚朴是具代表性的化濕藥。

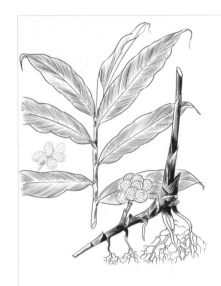

砂仁

【藥用部分】 薑科草本植物陽春砂、海南砂或縮砂的成熟果實。

【性味與歸經】 辛，溫。歸脾、胃、腎經。

【功　　效】 化濕行氣，溫中止瀉，安胎。

【方劑舉例】 香砂六君湯（《醫方集解》）：木香、砂仁、人蔘、白朮、茯苓、甘草、陳皮、半夏。治氣虛痰飲，嘔吐痞悶，脾胃不和。

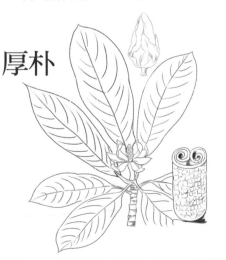

厚朴

【藥用部分】 木蘭科喬木厚朴、厚朴的乾皮、根皮及枝皮。

【性味與歸經】 苦、辛，溫。歸脾、胃、肺、大腸經。

【功　　效】 燥濕行氣，降逆平喘。

【處方用名】 厚朴、製川朴、製厚朴。

【方劑舉例】 厚朴三物湯（《金匱要略》）：厚朴、大黃、枳實。治腹滿而便秘者。

利水滲濕藥

利水滲濕藥，即能通利水道，滲洩水濕，以治療水濕內停病症為主要作用的
藥物。利水滲濕藥可分為利水消腫藥、利尿通淋藥和利濕退黃藥。

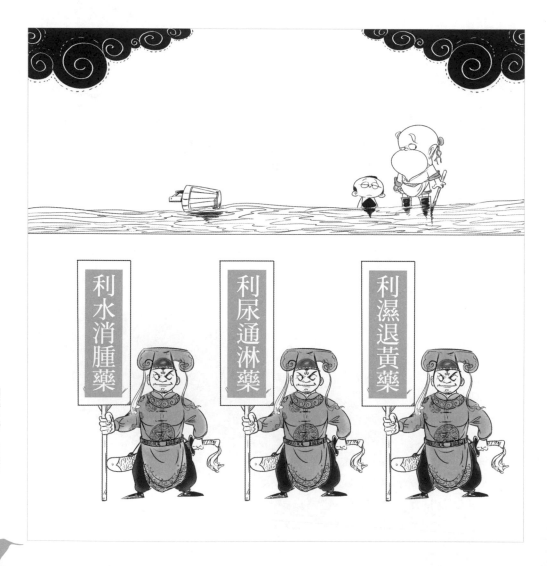

利水滲濕藥

利水消腫藥

利水消腫藥，是以通利小便、排泄水濕、消退水腫為主要功效，常用來治療水腫及其他多種水濕病證的藥物。薏苡仁、茯苓是較有代表性的利水消腫藥。

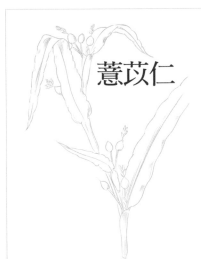

薏苡仁

【藥用部分】 禾本科草本植物薏苡的成熟種仁。

【性味與歸經】 甘、淡，微寒。歸脾、腎、肺經。

【功　　效】 利水滲濕，健脾，除痹，排膿消癰。

【處方用名】 薏苡仁（薏米仁）、苡仁、米仁、生苡仁、生米仁（去殼曬乾用，清利濕熱宜生用）；炒薏苡仁（炒用，健脾宜炒用）。

【方劑舉例】 三仁湯（《溫病條辨》）：薏苡仁、白豆蔻、杏仁、竹葉、通草、滑石、半夏、厚朴。治溫病初起，頭痛惡寒，身重疼痛，口淡不渴，胸悶不飢，午後身熱。

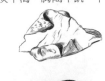

茯苓

【藥用部分】 多孔菌科真菌茯苓菌核的白色部分。

【性味與歸經】 甘、淡，平。歸心、肺、脾、腎經。

【功　　效】 利水滲濕，健脾，化痰，寧心安神

【處方用名】 茯苓、白茯苓、雲茯苓、雲苓（去皮，蒸熟，切片，曬乾用，偏於健脾寧心）；赤茯苓、赤苓（去皮，取菌核的淡紅色部分，蒸透切片，或輾碎用，偏於滲濕洩熱）；朱茯苓、辰茯苓、朱砂拌茯苓（取白茯苓淨片，用朱砂2%拌勻後用，寧心安神）。

【方劑舉例】 五苓散（《傷寒論》）：茯苓、豬苓、澤瀉、白朮、桂枝。治頭痛發熱，口燥咽乾，煩渴飲水，水入即吐，小便不利。

利水滲濕藥

利尿通淋藥

利尿通淋藥，是以利尿通淋為主要功效，用來治療濕熱淋證的藥物。車前子、木通是較具代表性的利尿通淋藥。

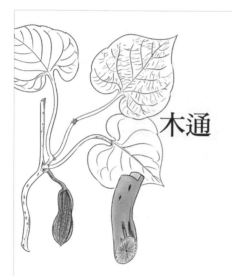

木通

【藥用部分】 馬兜鈴科藤本植物東北馬兜鈴的藤莖。

【性味與歸經】 苦，寒。歸心、脾、小腸、膀胱經。

【功　　效】 清熱利水通淋，清洩心火，通乳，利痺。

【處方用名】 木通、關木通、潼木通（曬乾，切片用）。

【方劑舉例】 木通散（《證治準繩》）：木通、豬苓、赤芩、桑白皮、紫蘇、檳榔。治濕腳氣，遍身水腫，喘促煩悶，小便不利。

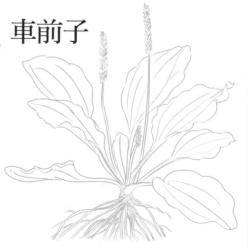

車前子

【藥用部分】 車前科草本植物車前或平車前的成熟種子。

【性味與歸經】 甘，寒。歸肝、腎、小腸、肺經。

【功　　效】 清熱利水通淋，滲濕止瀉，清肝明目，祛痰止咳。

【方劑舉例】 八正散（《太平惠民和劑局方》）：木通、車前子、山梔子、滑石、瞿麥、大黃、炙甘草。治濕熱下注，熱淋，小便不利，淋瀝澀痛。

利水滲濕藥

利濕退黃藥

利濕退黃藥，是以清利濕熱、利膽退黃為主要功效，常用來治療濕熱黃疸的藥物。金錢草、地耳草是具代表性的利濕退黃藥。

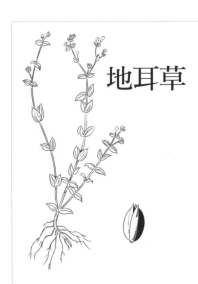

地耳草

【藥用部分】	藤黃科草本植物地耳草的全草。
【性味與歸經】	甘、苦，涼。歸肝、膽經。
【功　　效】	利濕退黃，清熱解毒，活血消腫。
【處方用名】	地耳草田基黃（洗淨，曬乾，切碎用）。
【方劑舉例】	肝三方（上海岳陽醫院方）：田基黃、崗稔根、炙鱉甲、丹蔘。治肝炎，丙氨酸氨基轉移酶正常而其他項目不良者。

金錢草

【藥用部分】	報春花科草本植物過路黃的全草。
【性味與歸經】	甘、淡，寒。歸肝、膽、腎、膀胱等經。
【功　　效】	清熱利水通淋，除濕退黃，解毒。
【處方用名】	金錢草、過路黃（生用或鮮用）。
【方劑舉例】	三金湯（上海曙光醫院方）：金錢草、海金沙、生雞內金、石韋、瞿麥、冬葵子。治泌尿系結石。

藥物分說

溫裡藥

溫裡藥，又名祛寒藥，是以溫裡祛寒，治療裡寒證為主要作用的藥物。乾薑、肉桂都是典型的溫裡藥。

乾薑

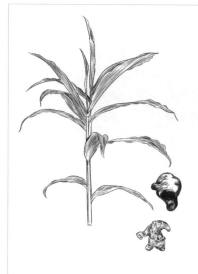

【藥 用 部 分】	薑科植物薑的乾燥根莖。
【性味與歸經】	辛，溫。入心、肺、脾、胃、腎經。
【功　　　效】	溫中，回陽，溫肺化痰。
【處 方 用 名】	淡乾薑、均薑、泡薑（取乾薑用沸水浸泡，乾燥後應用）。
【方 劑 舉 例】	理中湯（《傷寒論》）：人參、乾薑、白朮、甘草。治脾胃虛寒，腹痛下利，以及胃中寒飲，喜唾涎沫。
【注　　　意】	薑，按加工炮製的方式可分為生薑、煨薑、乾薑、炮薑等數種。

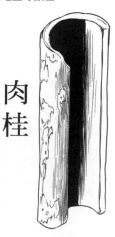

【藥 用 部 分】	樟科植物菌桂樹的樹皮。
【性味與歸經】	辛、甘，大熱。入肝、腎、脾經。
【功　　　效】	溫中補陽，散寒止痛。
【處 方 用 名】	上肉桂、肉桂心、桂心（陰乾，切片或研粉用）。
【方 劑 舉 例】	腎氣丸（《金匱要略》）：乾地黃、山茱萸、山藥、澤瀉、茯苓、牡丹皮、肉桂、附子。治療由腎陽虛損所致的多種病證。

理氣藥

理氣藥，是以梳理氣機為主要作用，治療氣滯或氣逆證的藥物。陳皮、木香是較具代表性的理氣藥。

陳皮

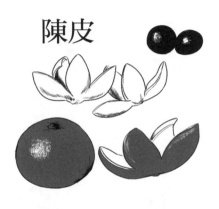

【藥 用 部 分】	雲香科小喬木橘及其栽培變種的成熟果皮。
【性味與歸經】	辛、苦，溫。歸脾、肺經。
【功　　　效】	行氣除脹，燥濕化痰，健脾和中。
【處 方 用 名】	橘皮、陳皮、廣陳皮、新會皮（洗淨，曬乾，切碎用）、炒橘皮（麩皮拌炒）。
【方 劑 舉 例】	薑橘湯（《活幼心書》）：白薑、陳皮、粉草。治脾胃寒冷，嘔吐不止。

木香

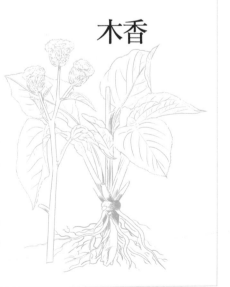

【藥 用 部 分】	菊科植物川木香和雲木香的根。
【性味與歸經】	辛、苦，溫。歸脾、胃、大腸、膽經。
【功　　　效】	行氣止痛。
【處 方 用 名】	木香、廣木香（生用行氣止痛）、煨木香、炙木香、炒木香（麩皮拌炒用以止瀉）。
【方 劑 舉 例】	木香檳榔丸（《衛生寶鑒》）：木香、檳榔、青皮、陳皮、枳殼、黃柏、黃連、吳茱萸、三棱、莪術、大黃、香附、牽牛子、芒硝。治痢下腹痛。

消食藥

消食藥，是以消化食積為主要作用，主治飲食積滯的藥物。山楂、麥芽是常用的消食藥。

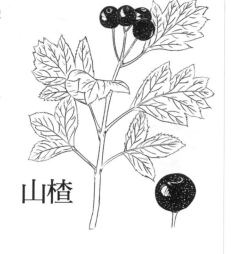

【藥用部分】薔薇科喬木或大灌木山裡紅、山楂或野山楂的成熟果實。

【性味與歸經】酸、甘、微溫。歸脾、胃、肝經。

【功　　效】消食化積，活血化瘀。

【方劑舉例】保和丸（《丹溪心法》）：山楂、六麴、茯苓、陳皮、萊菔子、連翹、半夏。治食積停滯，脘腹脹痛。

山楂

麥芽

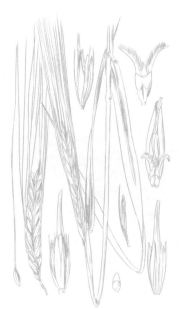

【藥用部分】禾本科植物大麥的成熟果實，經發芽後，低溫乾燥而得。

【性味與歸經】鹹，平。入脾、胃經。

【功　　效】消食和中，回乳。

【處方用名】炒麥芽、焦麥芽（炒用）、生麥芽（曬乾用）。

【方劑舉例】健脾丸（《證治準繩》）：白朮、木香、黃連、甘草、白茯苓、人蔘、神麴、陳皮、砂仁、麥芽、山楂、山藥、肉豆蔻。治脾虛食積證。

驅蟲藥

驅蟲藥，是以祛除或殺滅人體內寄生蟲為主要作用，治療蟲證的藥物。檳榔、大蒜是著名的驅蟲藥。

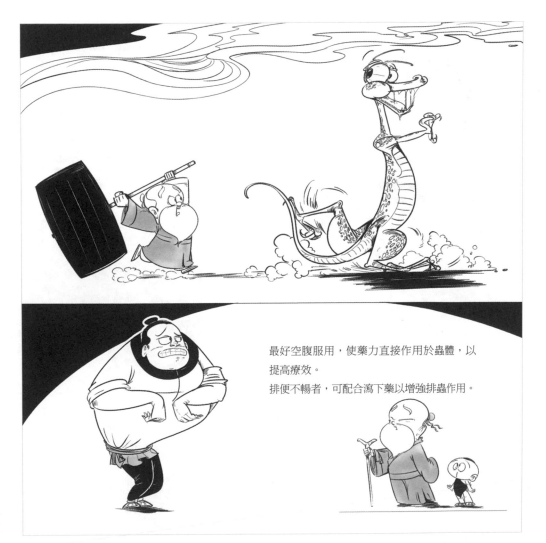

最好空腹服用，使藥力直接作用於蟲體，以提高療效。
排便不暢者，可配合瀉下藥以增強排蟲作用。

藥物分說

檳榔

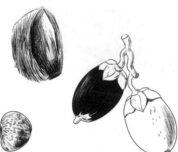

【藥用部分】棕櫚科植物檳榔的成熟種子。

【性味與歸經】辛、苦，溫。歸胃、大腸經。

【功　　效】殺蟲，消積，行水。

【處方用名】檳榔、大檳榔、大腹子（曬乾，打碎用）。

【方劑舉例】聖功散（《證治準繩》）：南木香、檳榔。治縧蟲。

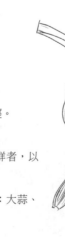

大蒜

【藥用部分】百合科植物蒜的鱗莖。

【性味與歸經】辛，溫。入胃、大腸經。

【功　　效】殺蟲，解毒，消癰。

【處方用名】大蒜、生大蒜（用新鮮者，以獨頭紫皮為佳）。

【方劑舉例】蒜連丸（《濟生方》）：大蒜、黃連。治腸毒下血。

止血藥

止血藥，即以制止體內外出血為主要作用，治療各種出血病證的藥物。止血藥根據藥性的不同可分為涼血止血藥、化瘀止血藥、收斂止血藥和溫經止血藥。

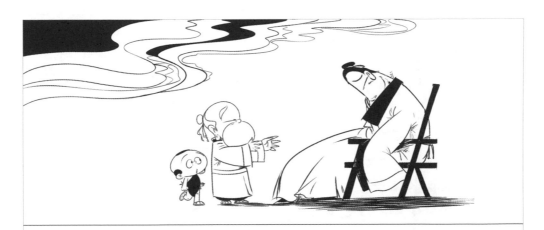

涼血止血藥：藥性寒涼，功能涼血止血，適用於血熱引起的出血；

溫經止血藥：藥性溫熱，能溫經止血，適用於虛寒出血；

化瘀止血藥：兼有化瘀作用，功能化瘀止血，適用於出血而兼有瘀血者；

收斂止血藥：藥性收斂，功能收斂止血，可用於出血日久不止。

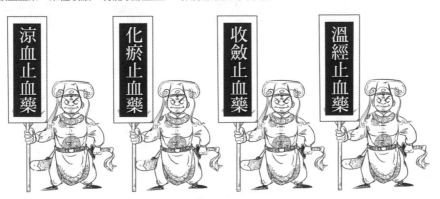

止血藥

涼血止血藥

涼血止血藥，指藥性寒涼，功能清熱涼血，治療血熱妄行等出血證的藥物。
大薊、側柏葉是較具代表性的涼血止血藥。

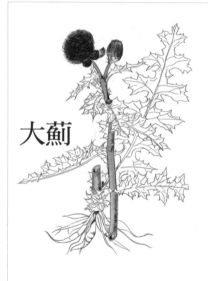

大薊

【藥用部分】 菊科植物大薊的全草。

【性味與歸經】 甘，涼。入肝經。

【功　　效】 涼血，止血。

【處方用名】 大薊草、大薊（洗淨，曬乾，切碎用）。

【方劑舉例】 十灰丸（《十藥神書》）：大薊、小薊、荷葉、側柏葉、茜草根、白茅根、山梔子、大黃、牡丹皮、棕櫚皮，燒炭存性。治吐血、咯血。

側柏葉

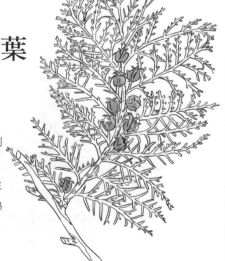

【藥用部分】 柏科植物側柏的枝葉。

【性味與歸經】 苦、澀，微寒。入肺、肝、大腸經。

【功　　效】 涼血止血。

【處方用名】 側柏炭（炒至外呈黑色為度）、生側柏葉（洗淨，曬乾，切斷用）。

【方劑舉例】 四生丸（《婦人良方》）：生地黃、生側柏葉、生艾葉、生荷葉。治血熱妄行，吐血衄血，咽乾口燥，舌絳，脈數。

止血藥

化瘀止血藥

既可止血又能活血化瘀的藥物，稱為化瘀止血藥。茜草、蒲黃是比較典型的
活血化瘀藥。

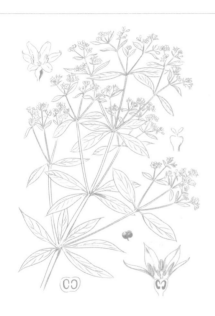

茜草

【藥用部分】　茜草科植物茜草的根及根莖。

【性味與歸經】　苦，寒。入肝經。

【功　　　效】　涼血止血，行血祛瘀。

【處方用名】　茜草炭（炒至外黑內微焦為度，
　　　　　　　　用以止血）、生茜草、茜草根
　　　　　　　　（生用，有行血作用）。

【方劑舉例】　茜梅丸（《普濟本事方》）：茜草
　　　　　　　　根、艾葉、烏梅肉。治衄血＊。

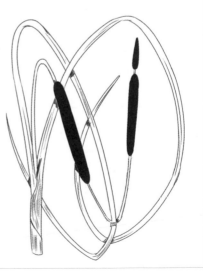

蒲黃

【藥用部分】　相蒲科植物水燭的花粉。

【性味與歸經】　甘，平。入肝、心包經。

【功　　　效】　收斂止血，活血祛瘀。

【處方用名】　生蒲黃（曬乾用，主要用於活血祛瘀）、
　　　　　　　　蒲黃炭、炒蒲黃（用文火炒至黑色，用
　　　　　　　　以止血）。

【方劑舉例】　失笑散（《太平惠民和劑局方》）：蒲黃、
　　　　　　　　五靈脂。治療結腹痛，一切氣痛、瘀痛。

＊ 衄血：指非外傷所致的某些部位的外部出血證，如鼻衄。

藥物分說

止血藥

收斂止血藥

收斂止血藥是以止血為主要功效，兼能收澀，且性較平和的藥物。白及、灶心土是較具代表性的收斂止血藥。

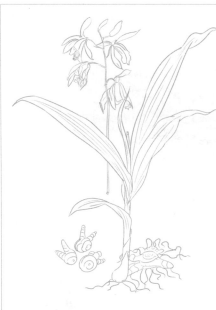

白及

【藥用部分】 蘭科植物白及的塊莖。

【性味與歸經】 苦、甘、澀，微寒。入肝、肺、胃經。

【功　　效】 收斂止血，消腫生肌。

【處方用名】 白及、(洗淨，曬乾，切片用)、白及粉(研粉，吞服，開水調服或外用)。

【方劑舉例】 白及枇杷丸(《戴氏方》)：白及、枇杷葉、阿膠(蛤粉炒)、藕節、生地黃汁。治咯血、吐血。

灶心土

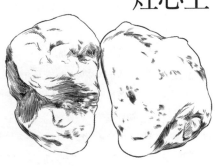

【藥用部分】 燒雜草與木材的土灶內的焦黃土。

【性味與歸經】 辛，溫。入脾、胃經。

【功　　效】 收斂止血，溫中止嘔。

【處方用名】 灶心土、伏龍肝(打碎用)。

【方劑舉例】 黃土湯(《金匱要略》)：灶心土、乾地黃、白朮、阿膠、黃芩、熟附子、甘草。治大便下血等症。

止血藥

溫經止血藥

藥性溫熱,可治療久病陽氣虛弱、不能攝血引起的各種出血證的藥物。艾葉
是具代表性的溫經止血藥。

【藥用部分】菊科植物艾(栽培品)
的葉(少數帶莖)。

【性味與歸經】苦、辛,溫。歸肝、
脾、腎經。

【功　　效】溫經止血,散寒止痛。

【處方用名】陳艾炭(炒至黑色為度,
用以止血)、生艾葉、蘄
艾(生用,用以散寒止
痛)、艾絨(搗製成絨,
用以灸法)。

【方劑舉例】膠艾湯(《金匱要略》):
艾葉、阿膠、川芎、
當歸、芍藥、地黃、甘
草。治婦女沖任虛損,
崩中漏下等症。

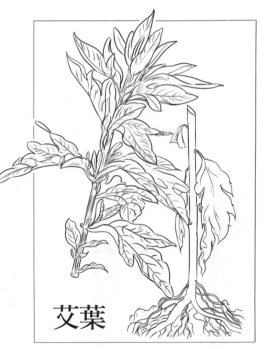

艾葉

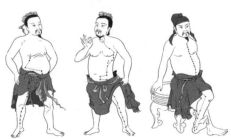

活血化瘀藥

活血化瘀藥，即以通暢血脈、促進血行、消散瘀血為主要作用，治療瘀血病
證的藥物。活血化瘀藥可分為活血止痛藥、活血調經藥、活血療傷藥、破血
消癥藥。

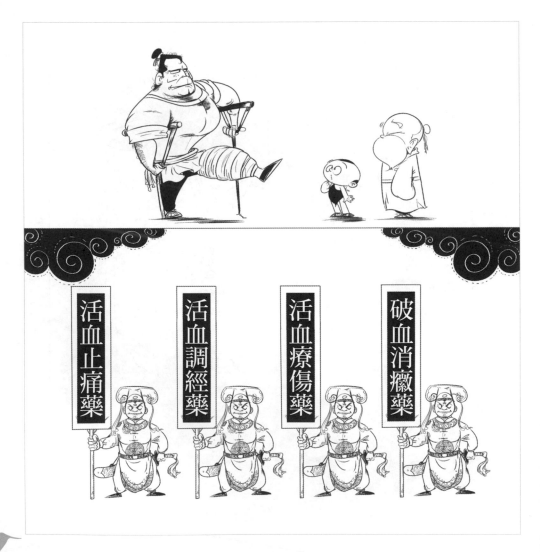

活血化瘀藥

活血止痛藥

以活血止痛為主要功效，常用以治療多種瘀滯疼痛證的藥物，稱為活血止痛藥。川芎、薑黃是比較有代表性的活血止痛藥。

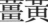

【藥 用 部 分】薑科草本植物薑黃的根莖。

【性味與歸經】苦、辛，溫。歸脾、肝經。

【功　　　效】活血行氣止痛，祛風濕利痹。

【處 方 用 名】薑黃、片薑黃（洗淨，曬乾，切片用）。

【方 劑 舉 例】五痹湯（《婦人良方》）：薑黃、羌活、當歸、赤芍、甘草、白朮、海桐皮。治風寒所傷，肩臂作痛及腰下作痛。

薑黃

川芎

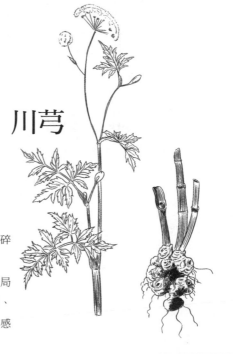

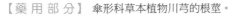

【藥 用 部 分】傘形科草本植物川芎的根莖。

【性味與歸經】辛，溫。歸肝、膽、心包經。

【功　　　效】活血祛瘀，祛風止痛。

【處 方 用 名】川芎、撫芎（洗淨，曬乾，切碎用）、炙川芎（清炒至微焦）。

【方 劑 舉 例】川芎茶調散（《太平惠民和劑局方》）：川芎、細辛、白芷、羌活、防風、荊芥、薄荷、甘草。治風寒感冒頭痛。

藥物分說

活血調經藥

以活血調經為主要功效，常用以治療婦科經產瘀滯證的藥物，稱為活血調經藥。益母草、月季花是活血調經藥的代表藥物。

益母草

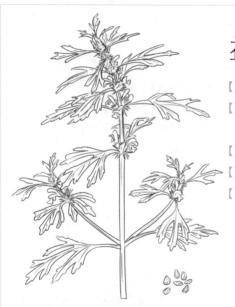

【藥用部分】	唇形科草本植物益母草的地上部分。
【性味與歸經】	辛、微苦，微寒。歸心、肝、膀胱經。
【功　　效】	活血調經，利水消腫，涼血消疹。
【處方用名】	益母草（洗淨，曬乾，切碎用）。
【方劑舉例】	益母丸（《醫學入門》）：益母草、當歸、赤芍、木香。治月經不調。

月季花

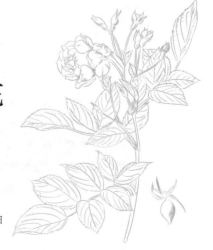

【藥用部分】	薔薇科灌木月季的花。
【性味與歸經】	甘，溫。歸肝經。
【功　　效】	活血調經，消腫散結。
【處方用名】	月季花、月月紅（曬乾用）。
【方劑舉例】	勝春湯：月季花、當歸、丹蔘、白芍。調經、理氣、活血。

活血化瘀藥

活血療傷藥

凡以活血療傷、治療傷科疾病為主的藥物，稱為活血療傷藥。土鱉蟲是具代表性的活血療傷藥。

土鱉蟲

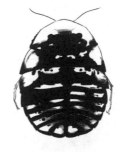

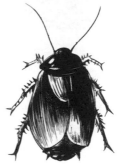

【藥用部分】 鱉蠊科昆蟲地鱉、冀地鱉的雌蟲體。

【性　　味】 鹹，寒；有小毒。

【功　　效】 祛瘀通經消症，續筋接骨。

【處方用名】 蟅蟲、地鱉蟲、土鱉蟲（炒至微焦應用）。

【歸　　經】 歸肝經。

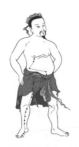

【方劑舉例】 大黃蟅蟲丸（《金匱要略》）：大黃、桃仁、土鱉蟲。治產後瘀汁腹痛，血滯經閉。

破血消癥藥

以破血逐瘀為主要功效，常用以消癥化積的藥物稱破血消癥藥。莪術、三棱
都是破血消癥藥。

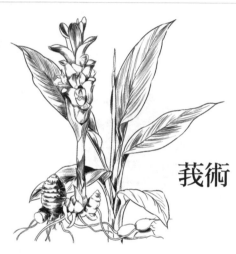

莪術

【藥用部分】　薑科草本植物莪術、鬱金或廣西
莪術的根莖。

【性味與歸經】　苦、辛，溫。歸肝、脾經。

【功　　效】　祛瘀通經消症，行氣消積。

【處方用名】　蓬莪術、莪術（切片，曬乾用）。

【方劑舉例】　莪術散（《證治準繩》）：莪術、
川芎、當歸、熟地黃、白芍、白
芷。治婦人血氣結滯，經閉腹
脹，癥瘕積聚。

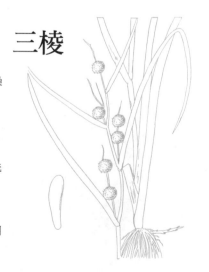

三棱

【藥用部分】　黑三棱科水生草本植物黑三棱的乾燥
塊莖。

【性味與歸經】　苦，平。歸肝、脾經。

【功　　效】　祛瘀通經消癥，行氣消積。

【處方用名】　三棱、荊三棱、山棱、京三棱（洗
淨，曬乾，切片用）。

【方劑舉例】　三棱丸（《經驗良方》）：三棱、莪術、
川芎、牡丹皮、牛膝、大黃、延胡
索。治血滯經閉腹痛。

化痰止咳平喘藥

化痰藥，是以祛痰或消痰為主要作用，治療「痰證」的藥物。止咳平喘藥是以止咳或減輕咳嗽、喘息為主要作用的藥物。化痰止咳平喘藥包括溫化寒痰藥、清化熱痰藥、止咳平喘藥。

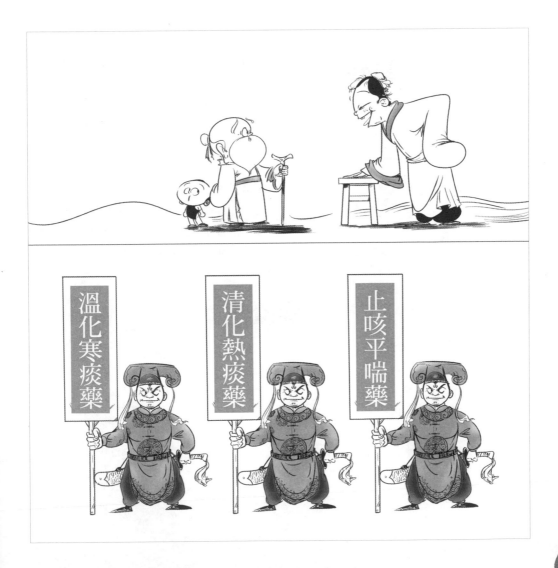

溫化寒痰藥

藥性溫熱，以溫化寒痰為主要功效，用於寒痰、濕痰等病症的藥物稱為溫化寒痰藥。紫蘇子、旋覆花為溫化寒痰藥。

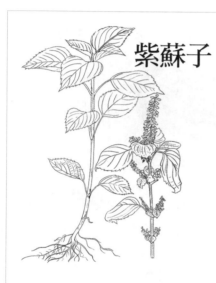

紫蘇子

【藥用部分】	唇形科一年生草本植物紫蘇的果實。
【性味與歸經】	辛，溫。入肺經。
【功　　效】	降氣消痰定喘，滑腸。
【處方用名】	蘇子、杜蘇子、黑蘇子（曬乾用）、炒黑蘇子（炒用，可緩和藥性）、炙蘇子、炙黑蘇子（蜜炙用，有潤肺作用）。
【方劑舉例】	蘇子降氣湯（《太平惠民和劑局方》）：紫蘇子、半夏、甘草、肉桂、前胡、陳皮、當歸、生薑（一方無肉桂，有沉香）。治痰飲壅盛、肺氣上逆作嘔。

旋覆花

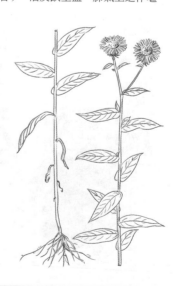

【藥用部分】	菊科植物線葉旋覆花或旋覆花的頭狀花序。
【性味與歸經】	苦、辛、鹹，微溫。入肺、脾、胃、大腸經。
【功　　效】	消痰平喘，降逆下氣。
【處方用名】	旋覆花（曬乾用）。
【方劑舉例】	旋覆代赭湯（《傷寒論》）：旋覆花、人蔘、生薑、代赭石、甘草、半夏、大棗。治傷寒發汗，若吐、若下後，心下痞硬，噫氣不除者。

化痰止咳平喘藥

清化熱痰藥

藥性寒涼，以清熱化痰為主要功效，用於治療痰熱鬱肺、咳嗽痰多等症的藥物稱為清化熱痰藥。瓜蔞、竹茹是具有代表性的清化熱痰藥。

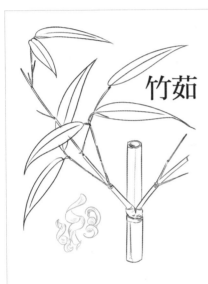

【藥用部分】禾本科植物淡竹或苦竹等莖的節間部分，用刀刮去第一層青綠表層後，刮下的中間層。

【性味與歸經】甘，微寒。入肺、胃經。

【功　　效】清熱，化痰，止嘔。

【處方用名】竹茹、淡竹茹、竹二青（生用）、炒竹茹（炒為焦用，減少其寒性）、薑竹茹、薑汁炒竹茹（炒時加適量薑汁，可減少其寒性，並加強止嘔作用）。

【方劑舉例】橘皮竹茹湯（《金匱要略》）：橘皮、竹茹、人蔘、甘草、生薑、大棗。治呃逆。

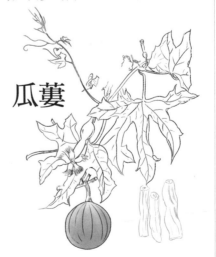

【藥用部分】葫蘆科植物栝蔞的果實。

【性味與歸經】甘，寒。入肺、胃、大腸經。

【功　　效】清肺化痰，寬胸散結，潤燥滑腸。

【處方用名】全瓜蔞（藥店配炒瓜蔞皮 1/3，炒蔞仁 2/3）、瓜蔞皮、蔞皮、炒瓜蔞皮、瓜蔞仁、炒瓜蔞仁。

【方劑舉例】栝蔞薤白白酒湯（《金匱要略》）：瓜蔞、薤白、半夏、白酒。治胸痹不得臥，心痛徹背。

藥物分說

171

止咳平喘藥

以制止咳嗽、下氣平喘為主要功效，用於治療咳嗽和氣喘的藥物稱為止咳平喘藥。紫菀、枇杷葉是較具代表性的止咳平喘藥。

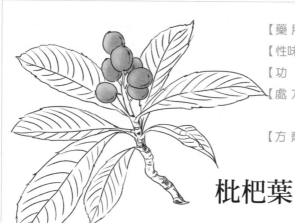

枇杷葉

【藥用部分】 薔薇科植物枇杷的葉。

【性味與歸經】 苦，平。入肺、胃經。

【功　　效】 清肺止咳，和胃降逆。

【處方用名】 枇杷葉、蜜炙枇杷葉、炙枇杷葉（蜜炙，有潤肺作用）。

【方劑舉例】 枇杷清肺飲（《醫宗金鑒》）：枇杷葉、黃連、黃柏、山梔子、桑皮、沙蔘、甘草。治肺熱喘咳。

【藥用部分】 菊科紫菀的根及根莖。

【性味與歸經】 辛、苦，溫。入肺經。

【功　　效】 化痰止咳。

【處方用名】 紫菀、紫菀茸、紫菀頭（洗淨，曬乾，切片用）、炙紫菀、蜜炙紫菀（蜜炙，潤肺）。

【方劑舉例】 紫菀散（《張氏醫通》）：紫菀、人蔘、麥冬、阿膠、川貝母、茯苓、桔梗、五味子、炙甘草。治咳唾有血、虛勞肺萎。

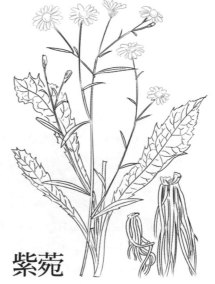

紫菀

安神藥

安神藥，即以安定神志為主要作用，治療心神不寧病證的藥物。安神藥可分
為重鎮安神藥、養心安神藥。

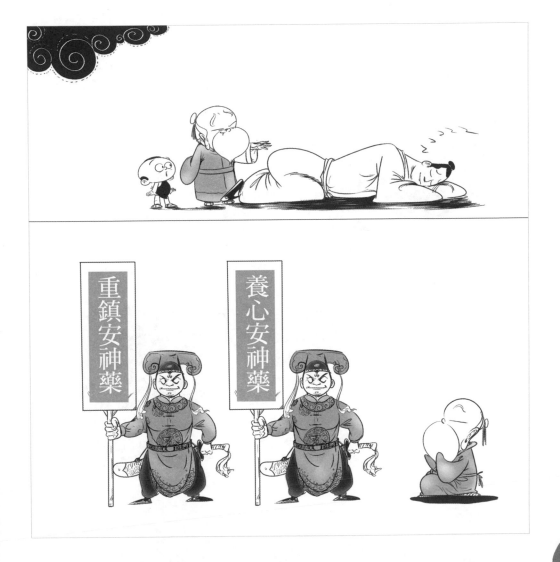

重鎮安神藥

有鎮靜安神功效，能鎮定浮陽，用於心神不寧、躁動不安等證的藥物稱為重鎮安神藥。龍骨、磁石是較具代表性的重鎮安神藥。

龍骨

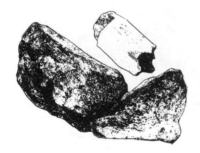

【藥用部分】 古代多種哺乳動物（包括象、犀牛、馬、駱駝、羚羊等）骨骼的化石。

【性味與歸經】 甘、澀，平。入心、肝、腎經。

【功　　效】 重鎮安神，平降肝陽，收斂固澀。

【處方用名】 生龍骨、花龍骨（生用，主要用以安神、平肝）、煅龍骨。

【方劑舉例】 金鎖固精丸（《醫方集解》）：龍骨、牡蠣、沙苑子、芡實、蓮鬚、蓮肉。治遺精滑洩。

磁石

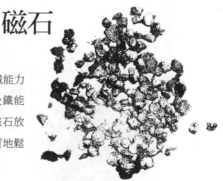

【藥用部分】 等軸晶系天然的磁鐵礦石。

【性味與歸經】 辛，寒。入肝、腎經。

【功　　效】 重鎮安神，納氣平喘，益腎潛陽。

【處方用名】 靈磁石、活磁石（生用，以有吸鐵能力者為佳）；呆磁石（生用，失去吸鐵能力者，功力較差）；煅磁石（將磁石放烈火中煅燒，趁熱放醋中淬之，質地鬆脆，便於研末製丸散用）。

【方劑舉例】 磁朱丸（《千金方》）：磁石、辰砂、六麯。治眼目昏暗。

養心安神藥

養心安神藥指具有養心益陰、安神定志等功效，用於治療陰血不足所致心
悸、失眠等症的藥物稱為養心安神藥。柏子仁、遠志是較具代表性的養心安
神藥。

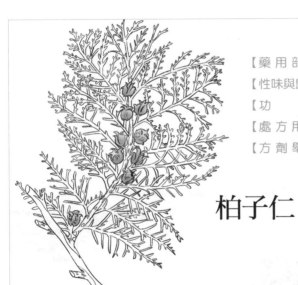

【藥用部分】 柏科植物側柏的種仁。

【性味與歸經】 甘、辛，平。入心、肝、腎經。

【功　　效】 養心安神，潤腸通便。

【處方用名】 柏子仁（用時打碎）。

【方劑舉例】 養心湯（《證治準繩》）：柏子
　　　　　　仁、酸棗仁、遠志、五味子、當
　　　　　　歸、川芎、人蔘、茯苓、黃耆、
　　　　　　茯神、肉桂、半夏麴、甘草。治
　　　　　　心血不足，怔忡驚悸。

柏子仁

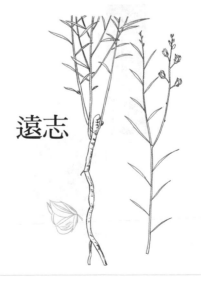

遠志

【藥用部分】 遠志科植物遠志的根皮。

【性味與歸經】 苦、辛，溫。入肺、心、腎經。

【功　　效】 安神，祛痰，消癰。

【處方用名】 炙遠志、遠志肉、遠志筒（用甘草
　　　　　　湯浸泡，微火煮至湯吸盡，趁熱抽
　　　　　　去木心，再用麩皮炒黃應用）。

【方劑舉例】 定志丸（《千金方》）：遠志、石菖
　　　　　　蒲、人蔘、茯苓。治精神不安。

藥物分說

175

平肝息風藥

平肝息風藥，即以平肝潛陽或息風止痙為主要作用，治療肝陽上亢 * 或肝風內動病證的藥物。平肝息風藥可分為平抑肝陽藥、息風止痙藥。

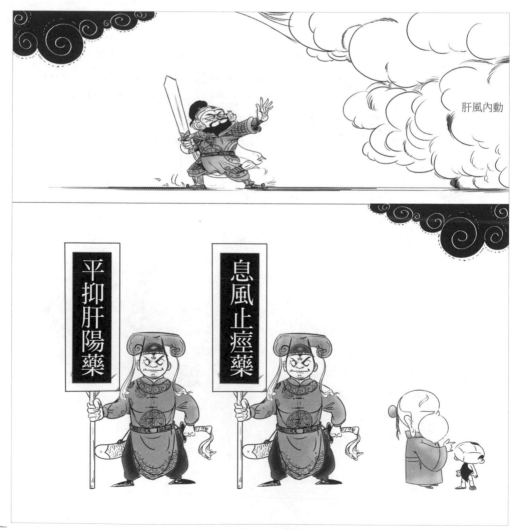

圖解中醫 中藥篇

* 肝陽上亢：多因肝陰不足，無法制約肝的陽氣，使肝陽升浮亢逆所導致。

平肝息風藥

平抑肝陽藥

能平抑肝陽，主要用於治療肝陽上亢病證的藥物，稱平抑肝陽藥。如石決明、天麻是較具代表性的平抑肝陽藥。

【藥用部分】 鮑科軟件動物九孔鮑或盤大鮑的貝殼。

【性味與歸經】 鹹，微寒。入肝經。

【功　　效】 平肝潛陽，清熱明目。

【處方用名】 石決明、生石決、九孔決明（打碎，生用）、煆石決明（將石決明放於烈火中煆至為紅色為度，寒涼之性有所減弱）。

【方劑舉例】 石決明散（《證治準繩》）：石決明、枸杞子、木賊草、荊芥、晚桑葉、穀精草、甘草、金沸草、蛇蛻、蒼術、白菊花。治目生翳 *障。

石決明

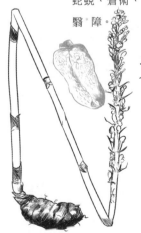

天麻

【藥用部分】 蘭科植物天麻的塊莖。

【性味與歸經】 甘，微溫。入肝經。

【功　　效】 平肝息風，通絡止痛。

【處方用名】 天麻、明天麻（洗淨，曬乾，切片用）、煨天麻（用麩皮同炒後應用）。

【方劑舉例】 天麻丸（《普濟方》）：天麻、川芎。治偏正頭痛，神昏目花。

＊翳：障蔽。

息風止痙藥

以平息肝風、制止痙攣抽搐為主要作用，用以治療肝風內動證的藥物稱為息風止痙藥。僵蠶、鈎藤是較具代表性的息風止痙藥。

僵蠶

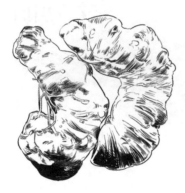

【藥用部分】蠶蛾科昆蟲家蠶的幼蟲感染白僵菌發病而僵死的蟲體。

【性味與歸經】鹹、辛，平。入肺、肝經。

【功　　效】息風解痙，疏散風熱，化痰散結。

【處方用名】製僵蠶、炙僵蠶、製蠶蟲、製天蟲（用麩皮同炒至黃色為度）。

【方劑舉例】白僵蠶散（《證治準繩》）：僵蠶、旋覆花、木賊草、細辛、桑葉、荊芥、甘草。治風熱頭痛，迎風淚出。

鈎藤

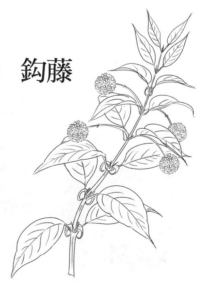

【藥用部分】茜草科植物鈎藤或華鈎藤的鈎及相連的莖枝。

【性味與歸經】甘，微寒。入肝、心包經。

【功　　效】清熱平肝，息風鎮痙。

【處方用名】鈎藤、嫩鈎藤、嫩雙鈎、嫩鈎鈎（曬乾用）。

【方劑舉例】鈎藤飲（《本事方》）：鈎藤、菊花、防風、人蔘、茯神、半夏、陳皮、麥冬、石膏、甘草。治肝厥頭痛。

開竅藥

開竅藥,即具有辛香走竄之性,以開竅醒神為主要作用,治療閉證神昏的藥物。蘇合香、石菖蒲是較具代表性的開竅藥。

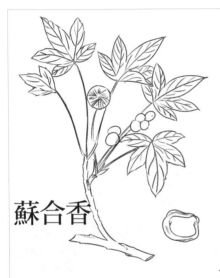

蘇合香

【藥 用 部 分】 金縷梅科植物蘇合香樹的樹脂。

【性味與歸經】 甘、辛,溫。入心、脾經。

【功　　　效】 開竅辟穢。

【處 方 用 名】 蘇合香、蘇合香油。

【方 劑 舉 例】 蘇合香丸(《太平惠民和劑局方》):
蘇合香、朱砂、青木香、訶子、蓽
菝、乳香、沉香、生香附、麝香、犀
角(用代用品)、檀香、丁香、冰片、
白朮、安息香。治卒中昏迷,痧氣昏
厥,舌苔厚膩,痰濁內盛。

石菖蒲

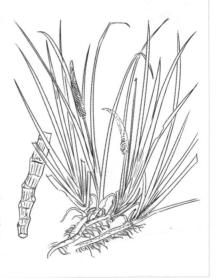

【藥 用 部 分】 天南星科植物石菖蒲的根莖。

【性味與歸經】 辛,溫。入心、肝經。

【功　　　效】 化痰濕,開竅,和中辟穢。

【處 方 用 名】 石菖蒲(洗淨,曬乾,切片用);鮮菖蒲、
鮮石菖蒲(隨用隨取新鮮者,適用於痰
熱神昏)。

【方 劑 舉 例】 滌痰湯(《濟生方》):茯苓、人蔘、甘
草、橘紅、膽南星、半夏、竹茹、枳
實、石菖蒲。治中風痰迷心竅,舌強不
能言。

藥物分說

179

補虛藥，即以補充人體虧損，增強人體功能，補虛扶弱，糾正人體氣血陰陽虛衰的病理偏向為主要作用，治療虛證的藥物。補虛藥可分為補氣藥、補陽藥、補血藥、補陰藥。

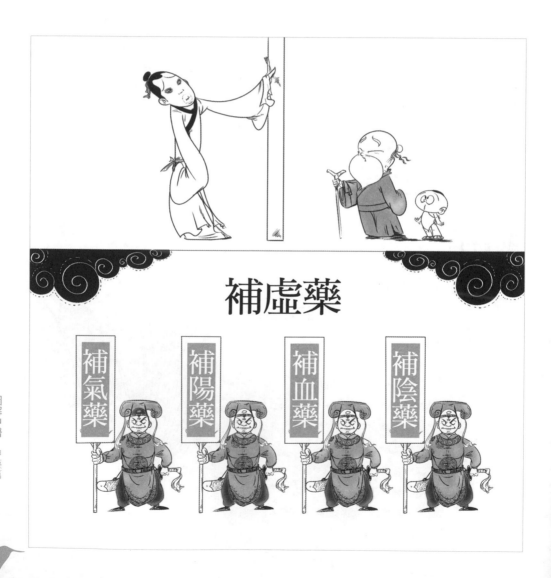

補虛藥

補氣藥

補氣藥，即能治療氣虛病證的藥物。補氣藥具有補肺氣、益脾氣的功效，適用於肺氣虛及脾氣虛等病證，又稱益氣藥。代表藥材如黨參、白朮。

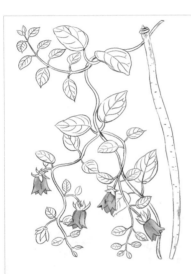

【藥用部分】 桔梗科植物黨參或川黨參的根。

【性味與歸經】 甘，平。入脾、肺經。

【功　　效】 補中益氣。

【處方用名】 黨參、潞黨參、炒黨參（麩皮拌炒至微黃色，藥性和潤，健脾力佳）。

【方劑舉例】 代蔘膏（驗方）：黨參、炙黃芪、白朮、桂圓肉。治氣血兩虛。

黨參

【藥用部分】 菊科植物白朮的根莖。

【性味與歸經】 苦、甘，溫。入脾、胃經。

【功　　效】 補脾燥濕，利水，止汗。

白朮

【處方用名】 生白朮（生用，燥濕、利水作用較好）；炒白朮、焦白朮（用麩皮炒黃用，減少燥性，功偏補脾）；製白朮（蒸熟用，燥性減弱，用於補脾益氣）。

【方劑舉例】 蔘朮散（驗方）：人蔘、白朮、白茯苓、砂仁、甘草、薏苡仁、白蓮肉、六麴、山楂肉、肉豆蔻、訶子、陳皮、木香。治脾虛洩瀉。

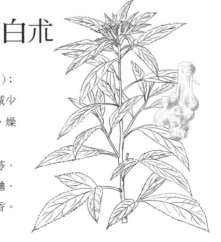

補陽藥

補陽藥，即能治療陽虛病證的藥物。補陽藥具有助腎陽、益心陽、補脾陽的功能，適用於腎陽不足、心陽不振、脾陽虛弱等證，又稱助陽藥，如淫羊藿、韭子是較具代表的補陽藥。

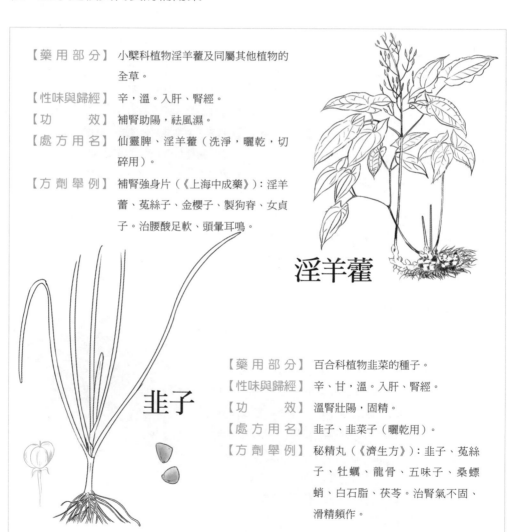

【藥用部分】小檗科植物淫羊藿及同屬其他植物的全草。

【性味與歸經】辛，溫。入肝、腎經。

【功　　效】補腎助陽，祛風濕。

【處方用名】仙靈脾、淫羊藿（洗淨，曬乾，切碎用）。

【方劑舉例】補腎強身片（《上海中成藥》）：淫羊藿、菟絲子、金櫻子、製狗脊、女貞子。治腰酸足軟、頭暈耳鳴。

淫羊藿

韭子

【藥用部分】百合科植物韭菜的種子。

【性味與歸經】辛、甘，溫。入肝、腎經。

【功　　效】溫腎壯陽，固精。

【處方用名】韭子、韭菜子（曬乾用）。

【方劑舉例】秘精丸（《濟生方》）：韭子、菟絲子、牡蠣、龍骨、五味子、桑螵蛸、白石脂、茯苓。治腎氣不固、滑精頻作。

補虛藥

補血藥

補血藥，即用於治療血虛病證的藥物，又稱養血藥。熟地黃、白芍是較具代表性的補血藥。

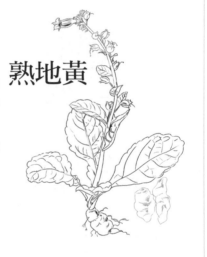

熟地黃

【藥用部分】 玄蔘科植物地黃經蒸製後的塊狀根。

【性味與歸經】 甘，微溫。入心、肝、腎經。

【功　　效】 補血，滋陰。

【處方用名】 熟地；大熟地（蒸製用）；熟地炭（熟地炒焦後應用）；砂仁拌熟地（用砂仁拌用）。

【方劑舉例】 四物湯（《太平惠民和劑局方》）：熟地黃、當歸、川芎、白芍。治血虛萎黃，月經不調。

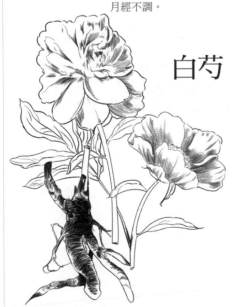

白芍

【藥用部分】 毛茛科植物芍藥除去外皮的根。

【性味與歸經】 苦、酸，微寒。入肝經。

【功　　效】 養血斂陰，柔肝止痛，平肝陽。

【處方用名】 炒白芍（用麩皮拌抄至微黃用，多用於養血、斂陰）；生白芍（生用，多用於平肝）。

【方劑舉例】 芍藥湯（《活法機要》）：芍藥、黃連、黃芩、大黃、檳榔、當歸、甘草、木香、肉桂。治痢疾下膿血，腹痛，裡急後重。

補陰藥

補陰藥，即能治療陰虛病證的藥物。補陰藥具有滋腎陰、補肺陰、養胃陰、益肝陰等功效，又稱滋陰藥。枸杞子、百合是較具代表性的補陰藥。

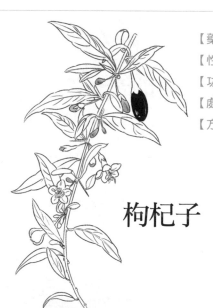

【藥用部分】 茄科植物寧夏枸杞的成熟果實。

【性味與歸經】 甘，平。入肝、腎經。

【功　　效】 補腎益精，養肝明目。

【處方用名】 甘杞子、枸杞子（洗淨，曬乾用）。

【方劑舉例】 杞菊地黃丸（《醫級》）：枸杞子、菊花、熟地黃、山茱萸、山藥、茯苓、牡丹皮、澤瀉。治肝腎不足，頭暈目眩，久視昏暗。

枸杞子

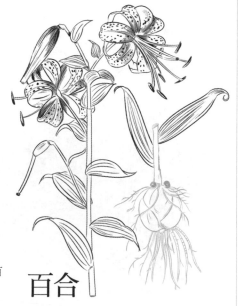

【藥用部分】 百合科植物百合等的肉質鱗片。

【性味與歸經】 甘，微寒。入心、肺經。

【功　　效】 潤肺止咳，寧心安神。

【處方用名】 百合、野百合（洗淨，曬乾用）。

【方劑舉例】 百合知母湯（《金匱要略》）：百合、知母。治百合病＊。

百合

圖解中醫 中藥篇

＊ 百合病：是以神志恍惚，精神不定為主要症狀的情志病。中醫治療此病多為百合為主藥，因此得名百合病。

收澀藥

收澀藥，即以收斂固澀為主要作用，治療各種滑脫病證的藥物。五味子、五倍子是較具代表性的收澀藥。

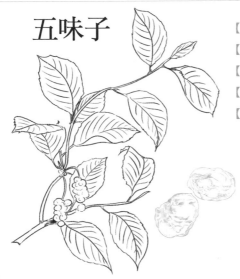

五味子

【藥用部分】木蘭科植物北五味子的成熟果實。

【性味與歸經】酸，溫。入肺、腎經。

【功　　效】斂肺滋腎，生津斂汗，澀精止瀉。

【處方用名】北五味、五味子（蒸熟用）。

【方劑舉例】腎瀉丸（原名四神丸，《內科摘要》）：五味子、補骨脂、肉豆蔻、吳茱萸。治脾腎虛寒洩瀉。

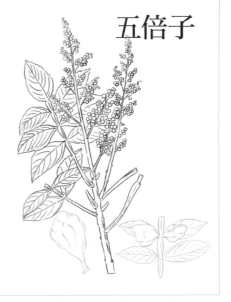

五倍子

【藥用部分】漆樹科植物鹽膚木葉上的綿蚜科動物五倍子蚜寄生所形成的蟲癭。

【性味與歸經】酸，寒。入肺、腎、大腸經。

【功　　效】斂肺降火，澀腸止瀉，斂汗，止血。

【處方用名】五倍子（煮死內部寄生蟲後曬乾應用）。

【方劑舉例】五倍子散（《珍珠囊》）：五倍子、地榆。治小兒脫肛。

中藥之最

一味中藥往往具備多種藥性，其中會有一兩個比較突出的特性，在某一方面發揮出顯著的功效，使它在同類藥物中脫穎而出，因此被冠以「××之最」的桂冠。本章介紹了三十四味這樣的中藥。要說明的是，這裡所說的「中藥之最」是取「比較突出」之意，並非絕對的確指。

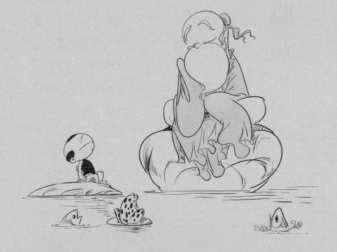

發汗之最——麻黃

麻黃，是麻黃科植物草麻黃及木賊麻黃或其他含麻黃鹼的同屬植物的草質莖。麻黃的別名很多，如龍沙、卑相、狗骨、色道麻、結力根、麻黃草、草麻黃等。生麻黃的生品發汗解表和利水消腫的功效很強，多用於風寒表實證。

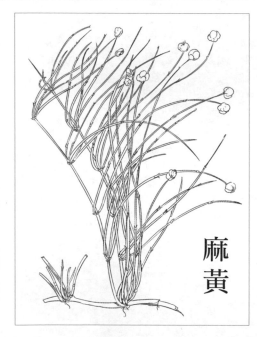

麻黃

【歸經】入肺、膀胱經。

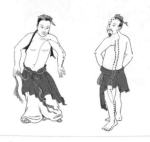

【藥用部分】本品為麻黃科植物草麻黃及木賊麻黃或其他含麻黃鹼的同屬植物的草質莖。

【性　　味】辛、微苦，溫。

【功　　效】發汗解表，宣肺平喘，利水。

【處方用名】生麻黃、淨麻黃（生用，辛散作用較強）、水炙麻黃（炒時加清水，辛散作用緩和）、蜜炙麻黃（用蜂蜜拌炒，辛散作用減弱，且有潤肺之功）。

【方劑舉例】麻黃湯（《傷寒論》）：麻黃、桂枝、杏仁、甘草。用於外感風寒，惡寒，無汗，頭痛，身痛等表實者。

【禁　　忌】體虛自汗、盜汗、虛喘及陰虛陽亢者禁服。

清熱之最——石膏

石膏，為單斜晶系的硫酸鈣礦石。其解肌清熱、除煩止渴的作用突出，長於治療熱病，如壯熱不退、心煩神昏、譫語發狂、口渴咽乾、肺熱喘急、胃火牙痛、熱毒壅盛、發斑發疹、口舌生瘡。外治癰疽瘡瘍、湯火燙傷等證。

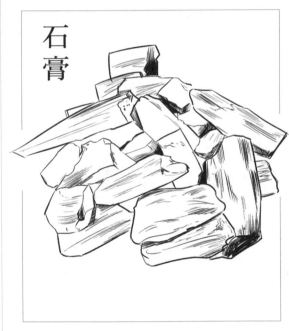

石膏

【藥用部分】	單斜晶系的硫酸鈣礦石。
【性　　味】	辛、甘，大寒。
【功　　效】	清熱瀉火，收斂生肌。
【處方用名】	生石膏（生用，清熱瀉火）、熟石膏、石膏（外用，收斂生肌）。
【方劑舉例】	白虎湯（《傷寒論》）：石膏、知母、甘草、粳米。治陽明病發熱，大煩大渴，大汗出，脈洪大。
【禁　　忌】	脾胃虛寒及血虛、陰虛發熱者忌服。

【歸經】入肺、胃經。

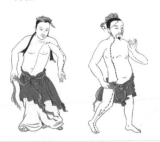

瀉火之最——黃連

黃連，性味大苦、大寒，清熱燥濕、瀉火解毒的功效極強，長於瀉心、脾之火。可用於治療濕熱痞滿、嘔吐吞酸、瀉痢、黃疸、高熱神昏、心火亢盛、心煩不寐、血熱吐衄、目赤、牙痛、消渴、癰腫疔瘡。

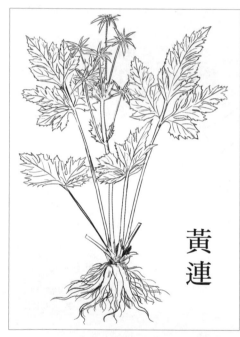

黃連

【藥用部分】毛茛科植物黃連或同屬植物的根莖。

【性　　味】苦，寒。

【功　　效】清熱燥濕，瀉火解毒。

【處方用名】川連、川雅蓮、細川連、小川連（生用，清熱瀉火）、炒川連（炒用，減低寒性）、薑川連（薑汁拌炒，用於止嘔）、酒炒川連（酒拌炒，上行，清上焦火）。

【方劑舉例】黃連解毒湯（《外台秘要》）：黃連、黃芩、黃柏、山梔。治瘡毒。

【禁　　忌】黃連大苦、大寒，久服易傷脾胃，脾胃虛寒的人忌用；苦燥傷津、陰虛津傷的人慎用。

【歸經】入心、肝、膽、胃、大腸經。

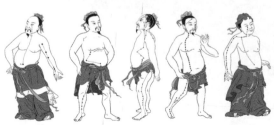

涼血之最——犀角*

犀角，為印度犀、爪哇犀、蘇門犀等犀科動物的角。具有清熱、涼血、定驚、解毒的功效，清熱涼血的功效較為顯著，可治療傷寒溫疫熱入血分、驚狂、煩躁、譫妄、斑疹、發黃、吐血、衄血、下血、痛疽、腫毒等證。

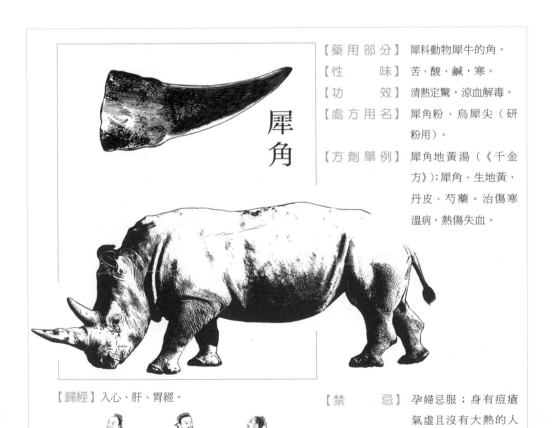

犀角

【藥用部分】犀科動物犀牛的角。

【性　　味】苦、酸、鹹，寒。

【功　　效】清熱定驚，涼血解毒。

【處方用名】犀角粉、烏犀尖（研粉用）。

【方劑舉例】犀角地黃湯（《千金方》）:犀角、生地黃、丹皮、芍藥。治傷寒溫病，熱傷失血。

【歸經】入心、肝、胃經。

【禁　　忌】孕婦忌服；身有痘瘡氣虛且沒有大熱的人不宜服用；傷寒陰證發躁時不宜服用。

* 犀角：犀牛為國家保護動物，本書只對犀角的藥性、功能做出介紹，中藥製劑均已採用替代品。

開竅之最——麝香

麝香，由麝雄性香腺囊中的分泌物乾燥而成。麝香性味辛溫，氣極香，走竄
性強烈，有極強的開竅通閉醒神作用，是醒神回蘇的要藥，最適宜治療閉證
神昏的病證，如腦卒中、痰厥、驚癇、中惡煩悶等。

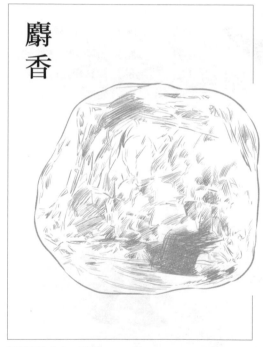

麝香

【藥用部分】鹿科動物麝香囊中的分
泌物。

【性　　味】辛，溫。

【功　　效】開竅回蘇，活血散結，
催產下胎。

【處方用名】麝香、元寸香、當門子。

【方劑舉例】至寶丹（《太平惠民和
劑局方》）：麝香、龍腦
香、安息香、牛黃、犀
角（代用品）、朱砂、
雄黃、玳瑁、琥珀、金
箔、銀箔。治腦卒中卒
倒，中惡氣絕，神昏譫
語，痰迷心竅，小兒驚
癇等證。

【禁　　忌】麝香活血通經，所以孕
婦忌用，以防止流產。
用麝香禁食大蒜。

【歸經】入心，脾經。

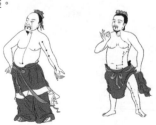

補氣之最——人蔘

人蔘，是名貴的補氣藥，有大補元氣、復脈固脫、補脾益肺等功效，可以主治勞傷虛損、食少、倦怠、反胃吐食、大便滑洩、虛咳喘促、自汗暴脫、驚悸、健忘、眩暈、頭痛、婦女崩漏、小兒慢驚、久虛不復等一切氣血津液不足之症。

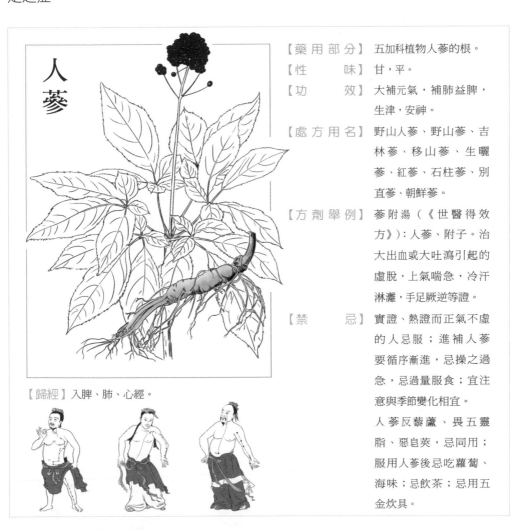

人蔘

【藥用部分】五加科植物人蔘的根。

【性　　味】甘，平。

【功　　效】大補元氣，補肺益脾，生津，安神。

【處方用名】野山人蔘、野山蔘、吉林蔘、移山蔘、生曬蔘、紅蔘、石柱蔘、別直蔘、朝鮮蔘。

【方劑舉例】蔘附湯（《世醫得效方》）：人蔘、附子。治大出血或大吐瀉引起的虛脫，上氣喘急，冷汗淋灘，手足厥逆等證。

【禁　　忌】實證、熱證而正氣不虛的人忌服；進補人蔘要循序漸進，忌操之過急，忌過量服食；宜注意與季節變化相宜。人蔘反藜蘆、畏五靈脂、惡皂莢，忌同用；服用人蔘後忌吃蘿蔔、海味；忌飲茶；忌用五金炊具。

【歸經】入脾、肺、心經。

補陽之最──鹿茸

鹿茸，是梅花鹿或馬鹿雄鹿未骨化的幼角。鹿茸性溫而不燥，壯腎陽，益精血，強筋骨，有振奮和提高機體功能之力，長於治療腰膝酸軟、四肢冷、神疲體倦、肝腎不足、筋骨痿軟、小兒發育不良、虛寒性崩漏、帶下、潰瘍難癒等證。

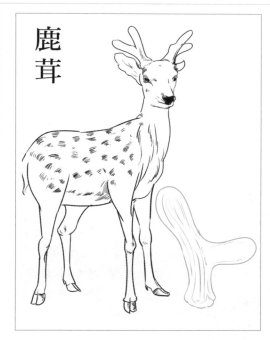

鹿茸

【藥用部分】	鹿科動物梅花鹿或馬鹿等各種雄鹿尚未骨化的幼角。
【性　　味】	甘、鹹，溫。
【功　　效】	補督脈，助腎陽，生精髓，強筋骨。
【處方用名】	鹿茸血片、鹿茸、鹿茸粉片。
【方劑舉例】	蔘茸片（《上海中成藥》）：人蔘、鹿茸。治體虛怕冷，腰膝瘦軟。
【禁　　忌】	服用本品宜從小量開始，循序漸進。陰虛陽盛者忌用。

【歸經】入肝、腎經。

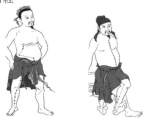

溫里之最——附子

附子，是毛茛科植物烏頭的肥大塊根。有回陽救逆、補火助陽、散寒止痛之功，被譽為「回陽救逆第一品藥」。可主治陰盛格陽、大汗亡陽、吐瀉厥逆、肢冷脈微、心腹冷痛、冷痢、腳氣水腫、風寒濕痹、陽痿、宮冷、虛寒吐瀉等證。

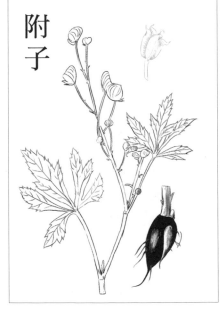

附子

【歸經】入心、脾、腎經。

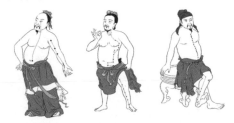

【藥用部分】	毛茛科植物烏頭的肥大塊根。
【性　　味】	大辛，大熱。有毒。
【功　　效】	回陽救逆，溫脾腎，散寒止痛。
【處方用名】	製附子、黑附塊、熟附子、淡附片（為烏頭塊根，經鹽滷浸後再用清水漂清後用豆腐同煮，然後去豆腐，乾燥）、生附子、鹹附子（為烏頭塊根，經鹽滷水浸製洗淨後，切片曬乾供應藥用）。
【方劑舉例】	四逆湯（《傷寒論》）：附子、乾薑、甘草。治療寒少陽病，陰寒內盛，陽氣欲脫，而有腹痛下利，四肢厥冷，脈微細欲絕。
【禁　　忌】	附子毒性較強，孕婦禁用。不宜與半夏、瓜蔞、天花粉、貝母、白蘞、白及同用。

退黃之最——茵陳

茵陳，是菊科草本植物濱蒿或茵陳蒿的幼苗。具有清熱利濕、退黃的功效，主治黃疸、小便不利、濕瘡瘙癢等證，多用於治療黃疸尿少、濕瘡瘙癢、傳染性黃疸型肝炎。

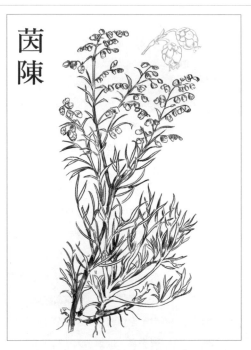

茵陳

【藥用部分】	菊科草本植物濱蒿或茵陳蒿的幼苗。
【性　　味】	苦，微寒。
【功　　效】	清熱利濕，退黃疸。
【處方用名】	茵陳蒿、茵陳、綿茵陳、西茵陳（洗淨，曬乾，切碎用）。
【方劑舉例】	茵陳蒿湯（《傷寒論》）：茵陳、梔子、大黃。治傷寒八、九日，身黃如橘子色，小便不利，腹微滿者。

【歸經】歸脾、胃、肝、膽經。

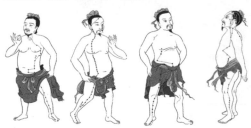

安神之最──酸棗仁

酸棗仁,是鼠李科植物酸棗的成熟種子。酸棗仁具有養心安神,益陰斂汗的功效,常用來主治神經衰弱、失眠、多夢、盜汗。

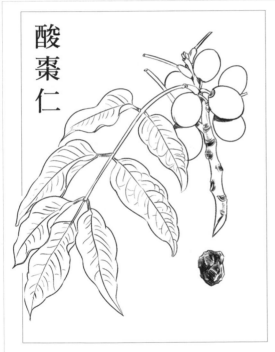

酸棗仁

【藥用部分】	鼠李科植物酸棗的成熟種子。
【性　　味】	甘、酸,平。
【功　　效】	養心安神,益陰斂汗。
【處方用名】	炒棗仁(炒微焦用用時打碎)、生棗仁(生用,用時打碎)。
【方劑舉例】	酸棗仁湯(《金匱要略》):酸棗仁、甘草、知母、茯苓、川芎藭。治虛煩不得眠及盜汗。
【禁　　忌】	腹瀉時不宜食用。

【歸經】入心、脾、肝、膽經。

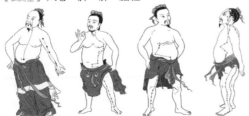

驅蟲之最——使君子

使君子,是使君子科植物使君子的成熟種子。具有殺蟲消積的功效,常用於治療蟲積腹痛、小兒疳積、乳食停滯、腹脹瀉痢等證。

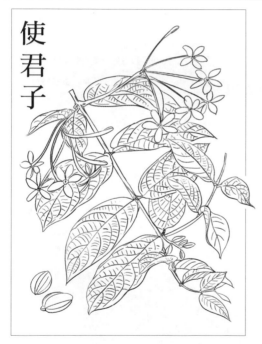

使君子

【藥用部分】	使君子科植物使君子的成熟種子。
【性　　味】	甘,溫。
【功　　效】	殺蟲消積。
【處方用名】	使君子、使君肉、使君子仁(去殼者,常炒熟嚼食,或生用作煎劑)。
【方劑舉例】	使君子散(《證治準繩》):使君子、甘草、白蕪荑、苦楝子。治蛔蟲症、蟯蟲病。
【禁　　忌】	不可與熱茶同服。

【歸經】入脾、胃經。

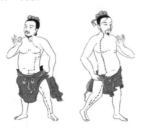

中藥之最

芳香化濕之最──藿香

藿香，味辛而性溫，芳香升散，具有解暑發表、化濕脾、理氣和胃的功效，常用於治療外感暑濕、寒濕、濕溫及濕阻中焦所致寒熱頭昏、胸脘痞悶、食少身困、嘔吐洩瀉，並妊娠惡阻、胎動不安、口臭、手足癬等證。

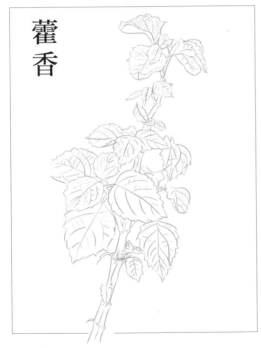

藿香

【歸經】歸脾、胃、肺經。

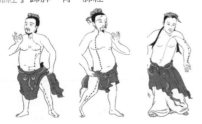

【藥用部分】 唇形科草本植物廣藿香或藿香的地上部分。

【性　　味】 辛，溫。

【功　　效】 化脾醒濕，辟穢和中，解暑，發表。

【處方用名】 藿香、土藿香（洗淨，曬乾，切碎用）、廣藿香。鮮藿香（新鮮者，洗淨，切碎用。主要用於解暑）。

【方劑舉例】 藿香正氣散（《太平惠民和劑局方》）：藿香、厚朴、陳皮、大腹皮、桔梗、半夏、白芷、茯苓、蘇葉、甘草。治外感不正之氣，內傷飲食，頭痛發熱，或霍亂吐瀉，或發瘧疾。

【禁　　忌】 陰虛火旺、邪實便秘者忌服。

利水滲濕之最——茯苓

茯苓，甘淡平和，可通過健運脾肺功能而達到利水滲濕的目的，與其他直接利水的中藥不同，不傷人的正氣，被當作利水滲濕的要藥。多用來治療小便不利、水腫脹滿、痰飲咳逆、嘔逆、惡阻、洩瀉、遺精、淋濁、驚悸、健忘等證。

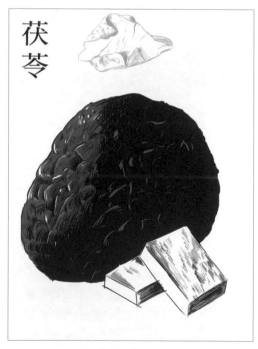

茯苓

【藥用部分】 多孔菌科真菌茯苓菌核的白色部分。

【性　　味】 甘、淡，平。

【功　　效】 利水滲濕，健脾，化痰，寧心安神。

【方劑舉例】 五苓散（《傷寒論》）：茯苓、豬苓、澤瀉、白朮、桂枝。治頭痛發熱，口燥咽乾，煩渴飲水，水入即吐，小便不利。

【禁　　忌】 陰虛而無濕熱、虛寒滑精、氣虛下陷者慎服。

【歸經】歸心、肺、脾、腎經。

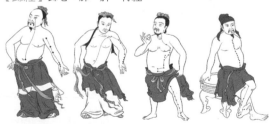

降氣之最——沉香

沉香，氣香而行散，降而能升，具有行氣、溫中、降逆、暖腎、納氣、平喘的功效，是很好的降氣溫中藥。常用於治療脘腹脹悶冷痛、胃寒嘔吐呃逆、大腸虛秘、小便氣淋、腰膝骨節冷痛、腎虛喘息、寒疝奔豚、精冷等證。

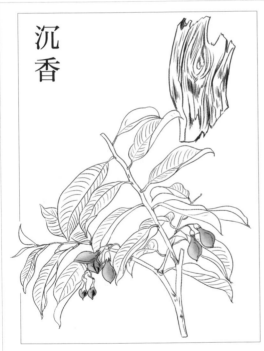

沉香

【藥用部分】	瑞香科喬木沉香及白木香含有樹脂的木材。
【性　味】	辛、苦，溫。
【功　效】	降氣止嘔，溫腎納氣，行氣止痛。
【方劑舉例】	沉香墜痰丸（《證治準繩》）：沉香、木香、青皮、半夏、檳榔。治宿食不消，咽膈不利，咳嗽痰涎。
【禁　忌】	陰虛火旺，氣虛下陷者慎服。

【歸經】歸脾、胃、腎經。

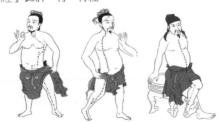

止血之最——三七*

三七，具有很好的止血作用，並有活血行瘀的功效，適用於人體多種出血，常用於治療咯血、吐血、衄血、便血、崩漏、外傷出血、胸腹刺痛、跌僕腫痛等證。

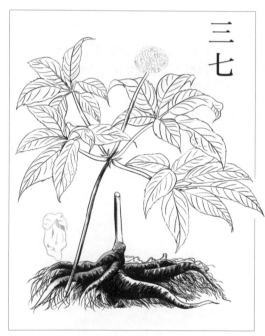

【藥用部分】五加科植物三七的乾燥根。

【性　　味】甘、微苦，溫。

【歸　　經】入肝、胃經。

【功　　效】祛瘀止血，活血止痛。

【處方用名】三七、蔘三七、田七（洗淨，曬乾，切片用）、三七粉（曬乾研末）。

【方劑舉例】化血丹（《衷中蔘西錄》）：三七、花蕊石、血餘。治吐血、衄血、便血。

【禁　　忌】孕婦、兒童禁用

【歸經】入肝、胃經。

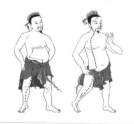

* 三七：因其產於山間，功能止血，如漆黏物，所以古稱「山漆」。現在多種於田間，故又稱「田七」。

補陰之最——女貞子

女貞子，性偏寒涼，可補益肝腎陰虛。常用於治療眩暈耳鳴，腰膝酸軟，鬚髮早白，目暗不明等，是治肝腎陰虛之頭暈、耳鳴、雙目昏糊、腰膝酸軟、鬚髮早白及骨蒸勞熱等證的常用藥。

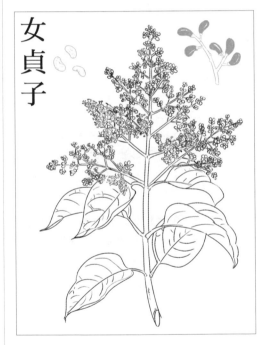

女貞子

【藥用部分】木犀科植物女貞的成熟果實。

【性　　味】甘、苦，平。

【功　　效】補腎滋陰，養肝明目。

【注　　意】本品多用易致滑腸，如脾胃虛寒洩瀉者，不宜應用。

【方劑舉例】二至丸（《證治準繩》）：女貞子、旱蓮草。治肝腎陰虛。

【禁　　忌】脾胃虛寒及腎陽不足者禁服。

【歸經】入肝、腎經。

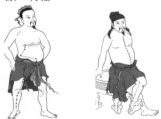

理氣之最——枳實

枳實，理氣行氣作用比較強，有破氣作用，長於破氣除痞、消積導滯，是治療飲食積滯，脘腹痞滿脹痛的常藥。可用於治療胃腸積滯，濕熱瀉痢，胸痹，結胸，氣質胸脅疼痛，產後腹痛及胃下垂、子宮脫垂、脫肛等臟器下垂。

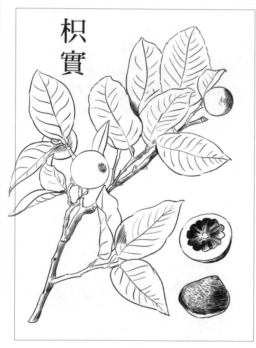

枳實

【歸經】歸脾、胃、大腸經。

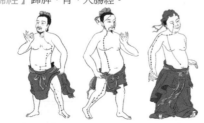

【藥用部分】芸香科植物酸橙及其栽培變種或甜橙的乾燥幼果。

【性　　味】苦，微寒。

【功　　效】破氣消積，化痰除痞。

【處方用名】枳實、江枳實、生枳實（生用作用較猛）、炒枳實（麩皮炒至微焦為度）、枳實炭（清炒至外成焦黑色）。

【方劑舉例】枳實導滯丸（《內外傷辨惑論》）：枳實、白朮、黃芩、澤瀉、茯苓、大黃、六麴。治脾胃濕熱，胸悶腹痛，積滯洩瀉。

【禁　　忌】脾胃虛弱者、孕婦慎用。

疏肝之最──鬱金

鬱金，味辛、苦，性涼，芳香透達，既能活血，也能行氣，且能疏肝解鬱，清心開竅，清熱涼血，常用來治療胸脅脘腹疼痛、月經不調、痛經經閉、跌失損傷、熱病神昏、驚癇、癲狂、血熱吐衄、血淋、砂淋、黃疸等證。

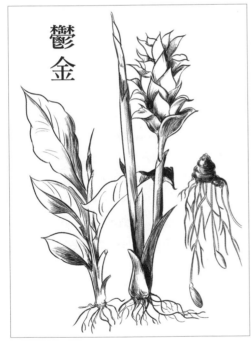

【藥用部分】薑科草本植物鬱金、廣西莪術、薑黃或蓬莪術的塊根。

【性　　味】辛、苦，寒。

【功　　效】活血止痛，疏肝解鬱，清心涼血，利膽退黃。

【處方用名】川鬱金、廣鬱金。

【方劑舉例】白金丸（《醫方考》）：鬱金、白礬。治失心癲狂。

【禁　　忌】氣血虛而無瘀滯、陰虛失血者禁服，孕婦慎服。
鬱金畏丁香。

【歸經】歸心、肺、肝經。

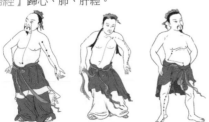

活血之最——丹參

丹參，長於活血祛瘀，性微寒而緩，能祛瘀生新而不傷正，善調經水。常用於治療月經不調、經閉痛經、症瘕積聚、胸腹刺痛、熱痺疼痛、瘡瘍腫痛、心煩不眠、肝脾腫大、心絞痛等證。

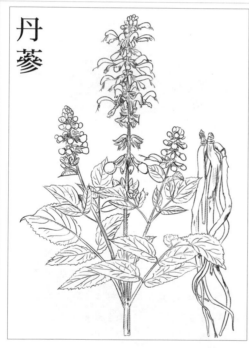

丹參

【藥用部分】唇形科草本植物丹參的乾燥根及根莖。

【性　　味】苦，微寒。

【功　　效】活血祛瘀，涼血清心，養血安神。

【處方用名】丹參、紫丹參（洗淨，曬乾，切碎用）、炒丹參（清炒至微焦）、豬心血拌丹參（用豬心血，黃酒拌後乾燥，增強養血安神作用）。

【方劑舉例】丹參飲（《醫宗金鑒》）：丹參、砂仁、檀香。治氣滯血瘀，胃脘疼痛。

【禁　　忌】丹參反藜蘆。孕婦慎用。

【歸經】歸心、心包、肝經。

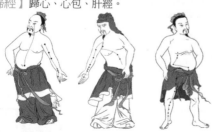

補血之最——當歸

當歸，甘溫質潤，長於補血，是補血的聖藥。醫家常用當歸來補血活血、調經止痛、潤腸通便。常用於治療血虛萎黃、眩暈心悸、月經不調、經閉痛經、虛寒腹痛、腸燥便秘、跌撲損傷、癰疽瘡瘍。

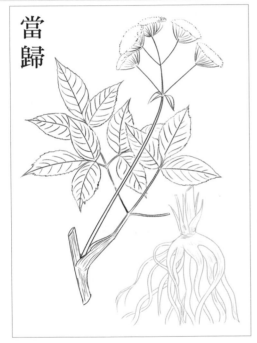

【藥用部分】傘形科植物當歸的根。

【性　　味】甘、辛，溫。

【功　　效】補血調經，活血止痛。

【處方用名】當歸、全當歸、西當歸（洗淨，曬乾，切片用）。酒當歸（酒炒用，加強活血之功）。

【方劑舉例】生化湯（《傅氏女科》）：當歸、川芎、桃仁、黑薑，炙草。治產後惡露不行，少腹疼痛。

【禁　　忌】濕盛中滿、大便洩瀉者忌服。孕婦忌服。

【歸經】入肝、心、脾經。

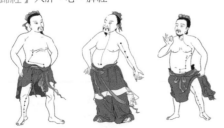

補脾之最──山藥

山藥,具有健脾補肺、益胃補腎的功效,常用於治療脾胃虛弱、倦怠無力、食慾不振、久洩久痢、肺氣虛燥、痰喘咳嗽、腎氣虧耗、消渴多飲、遺精早洩、帶下白濁、肥胖等證。「懷山藥」最為名貴,有「懷蔘」之稱。

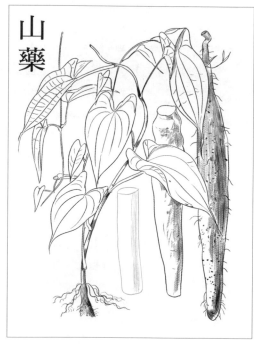

山藥

【藥用部分】 薯蕷科植物山藥的根莖。

【性　　味】 甘,平。

【功　　效】 補脾胃,益肺腎。

【處方用名】 山藥、懷山藥、淮山(除去外皮,洗淨,曬乾,打碎用)。

【方劑舉例】 玉液湯(《衷中蔘西錄》):山藥、黃耆、知母、生雞內金、葛根、五味子、天花粉。治消渴。

【禁　　忌】 濕盛中滿或有積滯、有實邪者不宜;大便燥結者及腸胃積滯者忌用。山藥與甘遂不要同食;也不可與鹼性藥物同服。

【歸經】入肺、脾經。

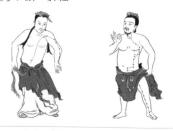

清痰之最——貝母

川貝、浙貝皆性寒、味苦,能清肺化痰止咳,可用於痰熱咳嗽等症。但是,川貝又味甘質潤,能潤肺止咳,適於肺虛久咳、痰少咽燥等證。浙貝,偏苦洩,開洩力勝,長於清化熱痰,降洩肺氣,大多用於外感風邪、痰熱鬱肺引起的咳嗽。

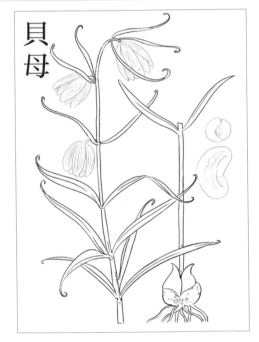

貝母

【藥用部分】	百合科植物捲葉川貝、川貝母以及浙貝母等的鱗莖。
【性　　味】	川貝母,苦、甘,微寒;浙貝母,苦,寒。
【功　　效】	止咳化痰,清熱散結。
【處方用名】	川貝母、川貝、京川貝(均為川貝母),象貝母、浙貝(均為象貝母)。
【方劑舉例】	二母散(《太平惠民和劑局方》):貝母、知母。治陰虛發熱咳嗽。
【禁　　忌】	脾胃虛寒及寒痰、濕痰者慎服。貝母反烏頭。

【歸經】入心、肺經。

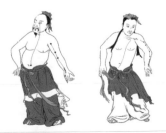

祛風之最──獨活

獨活，辛散苦燥，氣香溫通，長於祛風濕，止痹痛，是治風濕痹痛的主藥，凡是風寒濕邪所致的痹症，無論時間長短，都可以應用。獨活歸腎經，善下行，尤其適合治療腰膝、腿足關節等下部寒濕的病證。

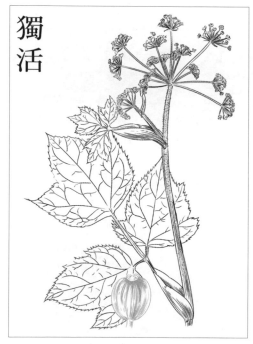

獨活

【藥用部分】傘形科草本植物重齒毛當歸的根。

【性　　味】辛、溫，微苦。

【功　　效】祛除風濕，散寒解表。

【處方用名】獨活、川獨活（洗淨，曬乾，切碎用）。

【方劑舉例】獨活寄生湯（《千金方》）：獨活、桑寄生、秦艽、細辛、防風、當歸、生地黃、白芍、川芎、肉桂、茯苓、人蔘、甘草、杜仲、牛膝。治風寒濕痹，腿足有冷感，腰膝作痛，緩弱無力，屈伸不利，畏寒喜熱，脈遲苔白者。

【禁　　忌】陰虛血燥的人慎服。

【歸經】歸肝、腎、膀胱經。

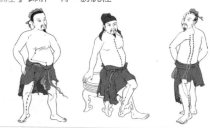

止咳之最——杏仁[*]

苦杏仁，主入肺經，味苦降洩，肅降兼宣發肺氣，能止咳平喘，是治療咳喘的要藥，與其他藥配伍可治療多種咳喘病證。苦杏仁還可潤腸通便，殺蟲解毒，治腸燥便秘、蟲毒瘡瘍等。

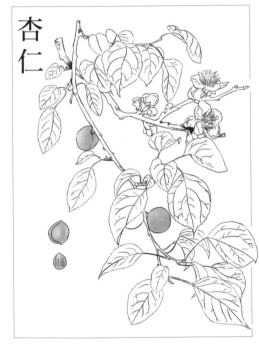

杏仁

【藥用部分】	薔薇科植物杏、山杏、西伯利亞杏、東北杏等的種仁。
【性　　味】	甘、苦，溫。有小毒。
【功　　效】	止咳化痰，潤腸通便。
【處方用名】	苦杏仁、光杏仁（去種皮，打碎用）。
【方劑舉例】	杏蘇散（《溫熱條辨》）：杏仁、紫蘇、半夏、茯苓、甘草、橘皮、前胡、桔梗、枳殼、生薑、大棗。治外感咳嗽痰稀。
【禁　　忌】	陰虛咳喘及大便溏瀉的人忌用；嬰兒慎用。用量不宜過大。

【歸經】入肺、大腸經。

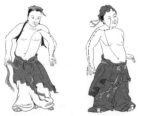

[*] 杏仁：杏仁分苦杏仁和甜杏仁兩種。苦杏仁（北杏），甘、苦，有小毒，長於止咳平喘、潤腸通便，多用於實證。甜杏仁，甘平，功效與苦杏仁相似，藥力較緩，偏於潤肺止咳，主要用於治療虛勞咳嗽或津傷便秘。

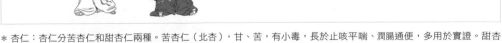

清熱解毒之最——金銀花

金銀花，甘寒，既清氣分熱，又能清血分熱，並且在清熱之中又有輕微宣散的功效，所以能治外感風熱或溫病初起的表症未解、裡熱又盛的病證。金銀花清熱解毒作用頗強，多外用於有紅腫熱痛的瘡癰腫毒等證。

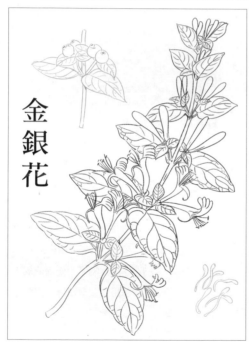

金銀花

【藥用部分】 忍冬科植物忍冬的花蕾。

【性　　味】 甘、寒。

【功　　效】 清熱解毒。

【處方用名】 金銀花、雙花、銀花（生用，清熱解毒）、銀花炭（炒炭，治血痢便血）。

【方劑舉例】 銀翹散（《溫病條辨》）：金銀花、連翹、荊芥、薄荷、豆豉、牛蒡子、竹葉、桔梗、甘草、蘆根。治風溫初起。

【禁　　忌】 脾胃虛寒、氣虛瘡瘍而濃清的人忌服。

【歸經】 入肺、胃、心、脾經。

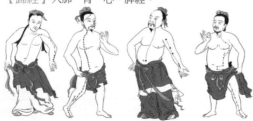

中藥之最

潤下之最——鬱李仁

鬱李仁，質潤而多脂，潤腸通便的作用比較強，而且還有改善大腸氣滯的功效，常用於治療津枯腸燥、食積氣滯、腹脹便秘、水腫、腳氣、小便不利等證。

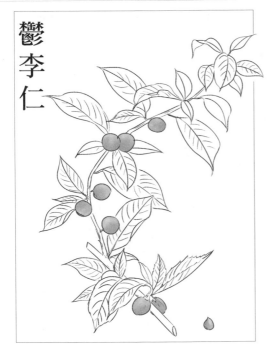

【藥用部分】薔薇科植物鬱李的成熟種子。

【性　　味】辛、苦、甘，平。

【功　　效】潤腸通便，利尿消腫。

【處方用名】鬱李仁（即鬱李仁肉，用時打碎）。

【方劑舉例】五仁丸（《世醫得效方》）：鬱李仁、柏子仁、桃仁、杏仁、松子仁。治津枯便秘。

【禁　　忌】孕婦慎用。

【歸經】入大腸、小腸、脾經。

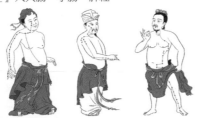

湧吐之最——藜蘆

藜蘆，湧吐作用較強，可用於急救。此外還具有清熱解毒、殺蟲的功效，常用於治療中風痰湧、風癇癲疾、黃疸、久瘧、洩痢、頭痛、喉痹、鼻息、疥癬、惡瘡等證。

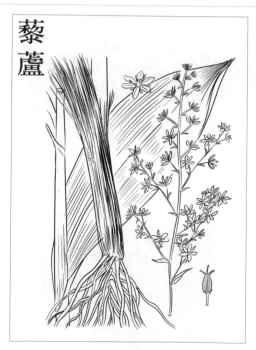

藜蘆

【藥用部分】	百合科植物黑藜蘆的根莖與根。
【性　　味】	苦、辛，寒。有毒。
【功　　效】	吐風痰，殺蟲。
【處方用名】	藜蘆（洗淨，曬乾，切片用）。
【方劑舉例】	通頂散（《聖惠方》）：藜蘆、黃連。外治諸風頭痛。
【禁　　忌】	本品有毒，用時宜慎重。體虛氣弱及孕婦忌服。

【歸經】入肝、肺、胃經。

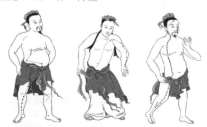

止痛之最——延胡索

延胡索，別稱胡索、元胡。它的止痛功效要強於其活血功效，既能治血瘀疼痛之症，又能治氣滯疼痛，是常用的止痛藥。延胡索適應廣泛，可單味使用，也可與他藥配伍使用，用於治療各種痛證。

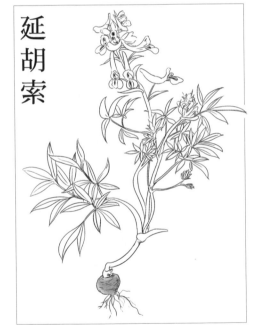

【藥用部分】	罌粟科草本植物延胡索塊莖。
【性　　味】	辛、苦，溫。
【功　　效】	活血行氣止痛。
【處方用名】	生延胡索（曬乾用）、延胡索、玄胡索、延胡、玄胡（醋拌製後切片用）、酒炒延胡索（黃酒拌後炒乾）。
【方劑舉例】	安中散（《太平惠民和劑局方》）：延胡索、良薑、乾薑、茴香、肉桂、牡蠣、甘草。治寒證胃痛。
【禁　　忌】	血熱氣虛者及孕婦忌服。

【歸經】歸心、肝、脾經。

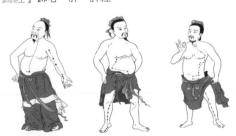

生津之最——石斛

石斛，長於滋養胃陰，生津止渴，並能清胃熱。常用於治療熱病傷津、煩渴、舌乾苔黑的病證。鮮石斛清熱生津的功效更佳。

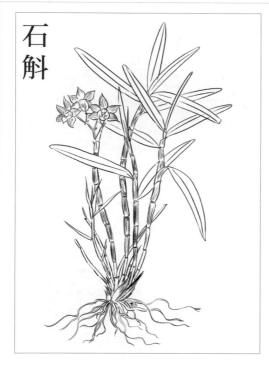

石斛

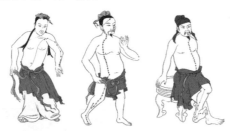

【歸經】入肺、胃、腎經。

【藥用部分】蘭科植物石斛的莖。

【性　　味】甘，微寒。

【功　　效】滋陰，養胃，生津。

【處方用名】金石斛、金釵石斛（養胃生津）。川石斛、乾石斛、細石斛、黃草（主要清胃火、養陰生津，但生津之力稍差）。鮮金石斛、鮮金釵（清熱生津之功較佳）。鮮鐵皮石斛、鮮石斛（功與鮮金石斛相似）。楓斗、霍斗、霍山石斛（養胃生津之功較佳）。

【方劑舉例】清熱保津法（《時病論》）：鮮石斛、鮮生地黃、天花粉、麥冬、連翹、蓼葉。治溫熱有汗，風熱化火，熱傷津液，舌苔變黑。

【禁　　忌】熱病早期陰未傷者、濕溫病未化燥者、脾胃虛寒者忌服。

中藥之最

溫痰之最——半夏

半夏，天南星科草本植物半夏的塊莖。半夏味辛溫而燥，是燥濕化痰、溫化寒痰的要藥，此外還可降逆止嘔，消痞散結。適於治療痰濕壅滯、咳嗽氣逆、內痰眩暈、痰厥頭痛、嘔吐反胃、胸脘痞悶、梅核氣等。

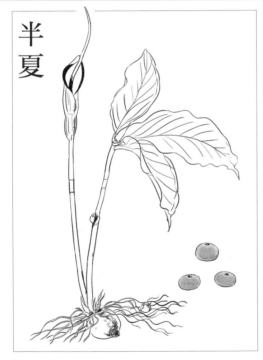

半夏

【藥用部分】	天南星科草本植物半夏的塊莖。
【性　　味】	辛，溫。有毒。
【功　　效】	燥濕化痰，消痞散結，降逆止嘔。
【處方用名】	製半夏、薑半夏（用明礬粉、生薑汁醃製後漂淨，曬乾用）、生半夏（生用，有毒，主要作為外用）。
【方劑舉例】	小半夏湯（《金匱要略》）：半夏、生薑。治痰飲嘔吐，心下痞悶不渴者。
【禁　　忌】	反烏頭。陰虛燥咳、血證、熱痰、燥痰者慎用。

【歸經】歸脾、胃經。

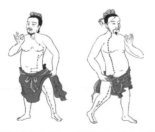

平肝之最──羚羊角*

羚羊角，入肝經，鹹寒質重，長於清洩肝熱，平肝息風。羚羊角平肝陽的功效顯著，適用於頭暈目眩屬於肝陽上亢者；平肝息風的功效也比較突出，是治療肝風內動、驚癇抽搐的要藥。

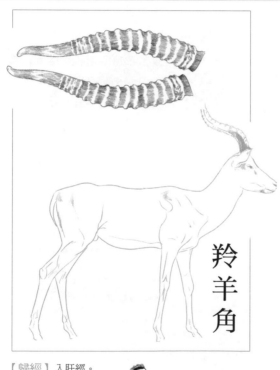

羚羊角

【藥用部分】牛科動物賽加羚羊及其他種羚羊的角。

【性　　味】鹹，寒。

【功　　效】平肝息風，清熱明目，清熱解毒。

【處方用名】羚羊角片（鎊成片，入煎劑用）、羚羊粉（研粉，入丸散，或吞服）。

【方劑舉例】羚角鈎藤湯（《通俗傷寒論》）：羚羊片、桑葉、川貝、鮮生地黃、鈎藤、滁菊、茯神、白芍、竹茹。治熱盛肝風內動。

【禁　　忌】羚羊角性寒，脾虛慢驚者忌用。

【歸經】入肝經。

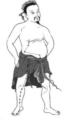

* 羚羊角：羚羊為國家珍稀保護動物，本書只介紹羚羊角的藥性、功能，在實際處方中均用代用品。

辛涼之最——薄荷

薄荷，辛涼，有發散清熱的功效，是辛涼解表藥中最能宣散表邪，且具有一定發汗作用的藥物，是疏散風熱的常用藥，適合風熱感冒、溫病衛分證使用。

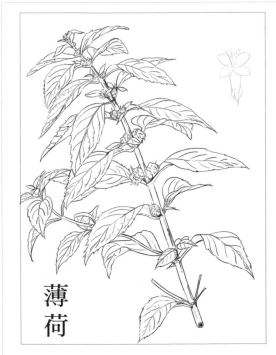

薄荷

【藥用部分】	唇形科植物薄荷的莖葉。
【性　　味】	辛，涼。
【功　　效】	疏散風熱，清利咽喉，透疹。
【處方用名】	薄荷、薄荷葉、蘇薄荷（洗淨，曬乾，切碎用）。
【方劑舉例】	薄荷湯（《普濟方》）：薄荷葉、牛蒡、甘菊花、甘草。治風熱攻目、昏澀疼痛。
【禁　　忌】	芳香辛散，發汗耗氣，陰虛血燥體質或汗多表虛者忌食；脾胃虛寒，腹瀉便溏者切忌多食、久食。

【歸經】入肺、肝經。

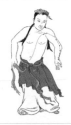
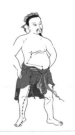

峻下之最——巴豆

巴豆,辛熱,藥性猛烈,是溫通峻下藥,能祛寒積而通便秘,瀉積水而逐退水腫,適用於身體實壯的水腫、腹水,以及寒積便秘等證。此外,巴豆還可以治療喉痹痰阻、癰腫膿成未潰潰、疥癬惡瘡等證。

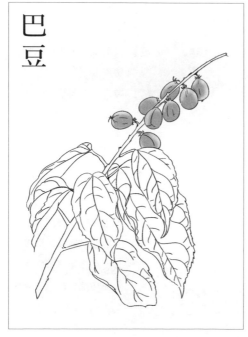

巴豆

【藥用部分】	大戟科植物巴豆樹的成熟種子。
【性　　味】	辛、熱,有大毒。
【功　　效】	瀉下逐水,劫痰,蝕瘡。
【處方用名】	巴豆霜(榨去油用)。
【方劑舉例】	三物備急丸(《金匱要略》):巴豆、大黃、乾薑。治寒滯食積阻結於腸胃,卒然心腹脹痛,甚至面青氣喘、大便秘結。
【禁　　忌】	巴豆有大毒,一般不入煎劑,非急症必須時,不得輕易使用。孕婦及體虛者忌用。

【歸經】入胃、大腸經。

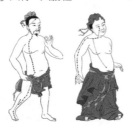

最毒的中藥——砒霜

砒霜，辛，大熱。有大毒。砒霜外用有去腐拔毒的作用，可攻毒殺蟲，去死肌、腐肉，用於治療惡瘡、瘰癧、頑癬、牙疳、痔瘡等。

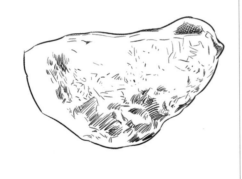

砒
霜

【藥用部分】礦物砷華的礦石或由毒砂（硫砷鐵礦）、雄黃等含砷礦物的加工品。

【性　　味】辛、酸，大熱；有大毒。

【功　　效】外用蝕瘡去腐。內服截瘧，劫痰平喘。

【處方用名】砒霜、白砒、白信、砒石、信石（均為白信石，質較純而為較強）。紅砒、紅信（均為紅信石，含有雜質）。

【禁　　忌】本品有劇毒，內服當非常慎重；外用也應注意，以免局部吸收中毒。孕婦忌服。不可作酒劑服用。忌火煅。

【歸經】入肺經。

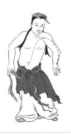

我們的心願

掩卷遐思，感慨油然。

五千年的中醫精粹，僅一套書無法描摹它的深沉厚重；

五千年的智慧結晶，僅一套書無法盡現它的博大精深；

五千年的風雨滄桑，僅一套書無法力傳它的慷慨悲憫。

然而，我們相信，您讀完這套書，一定會為中醫國粹的精湛神奇而感慨，一定會為古人的聰慧睿智而動容，為燦爛的中華文明而心生一分自豪之情。

如果您會由此生發出對中醫的研究之心、探索之意；

如果您能由此積極宣傳推廣中醫，讓更多的人來了解它，學習它，發掘它，那麼，我們的心願也就滿足了。

編 者

責任編輯　　許琼英
書籍設計　　林　溪
排　　版　　李莫冰　丁　意
印　　務　　馮政光

書　　名　　圖解中醫 (中藥篇)

叢 書 名　　生命・健康

編　　繪　　羅大倫　寶金劍　石猴

出　　版　　香港中和出版有限公司
　　　　　　Hong Kong Open Page Publishing Co., Ltd.
　　　　　　香港北角英皇道 499 號北角工業大廈 18 樓
　　　　　　http://www.hkopenpage.com
　　　　　　http://www.facebook.com/hkopenpage
　　　　　　http://weibo.com/hkopenpage
　　　　　　Email: info@hkopenpage.com

香港發行　　香港聯合書刊物流有限公司
　　　　　　香港新界荃灣德士古道 220-248 號荃灣工業中心 16 樓

印　　刷　　美雅印刷製本有限公司
　　　　　　香港九龍官塘榮業街 6 號海濱工業大廈 4 字樓

版　　次　　2018 年 6 月香港第 1 版第 1 次印刷
　　　　　　2021 年 3 月香港第 2 版第 1 次印刷

規　　格　　特 16 開 (170mm×230mm) 224 面

國際書號　　ISBN 978-988-8694-03-7

本書由中國科學技術出版社授權本公司在中國內地以外地區出版發行。

運之始如環無端其大過不及何如歧伯曰五氣更立各有所勝盛虛之變此其常也

帝曰平氣何如歧伯曰無過者也

帝曰太過不及奈何歧伯曰在經有也

帝曰何謂所勝歧伯曰春勝長夏長夏勝冬冬勝夏夏勝秋秋勝春所謂得五行時之勝各以氣命其藏

帝曰何以知其勝歧伯曰